技能型人才培养"十三五"规划实训教材

急救护理实训指导

主　编　黄湄景　黄正美

副主编　韦寿宏　蒙星宇　王丽艳　卢　清

编　者　（按姓氏笔画排序）

马文斌　王丽艳　韦凤林　韦寿宏

韦桂祥　卢　清　刘志超　农　艳

林　曦　黄正美　黄炳磊　黄湄景

梁雪敏　蒙秉芳　蒙星宇

西安交通大学出版社
XI'AN JIAOTONG UNIVERSITY PRESS

图书在版编目(CIP)数据

急救护理实训指导/黄湄景,黄正美主编. —西安:
西安交通大学出版社,2017.7
技能型人才培养"十三五"规划实训教材
ISBN 978 - 7 - 5605 - 9911 - 3

Ⅰ.①急…　Ⅱ.①黄…　②黄…　Ⅲ.①急救-护理-
高等职业教育-教材　Ⅳ.①R472.2

中国版本图书馆 CIP 数据核字(2017)第 177150 号

书　　名	急救护理实训指导
主　　编	黄湄景　黄正美
责任编辑	王　坤
出版发行	西安交通大学出版社
	(西安市兴庆南路 10 号　邮政编码 710049)
网　　址	http://www.xjtupress.com
电　　话	(029)82668357　82667874(发行中心)
	(029)82668315(总编办)
传　　真	(029)82668280
印　　刷	陕西时代支点印务有限公司
开　　本	787mm×1092mm　1/16　印张　7.25　字数　181 千字
版次印次	2018 年 8 月第 1 版　　2018 年 8 月第 1 次印刷
书　　号	ISBN 978 - 7 - 5605 - 9911 - 3
定　　价	24.00 元

技能型人才培养"十三五"规划实训教材建设委员会

FOREWORD
前　言

　　急救护理学是一门理论与实践相结合的护理学专业课,急救护理实训则是本学科极为重要的组成部分。通过实训课的学习,可使学生了解和掌握急救方法,验证急救护理学的基本理论知识,加深对理论知识的理解,并可培养学生的基本急救技能、创新思维能力、科学研究能力等,提高学生分析问题的能力,从而促进学生动手能力、研究能力、创新能力和急救能力的提高。为此,我们编写了《急救护理实训指导》一书。

　　《急救护理实训指导》包括十四个常用的急救护理实训,每学期可根据实训条件安排或调整实训内容进行授课。

　　本书能得以顺利完成,百色市民族卫生学校的各位编写老师付出了辛勤的劳动,咸阳职业技术学院赵小义老师为本书做了全面审读,提高了书稿质量,在此表示衷心的感谢!

　　由于时间紧,加之编者水平有限,在内容取舍、实训方法及步骤等方面可能存在不妥甚至错误之处,敬请读者批评指正。

编者
2018 年 5 月

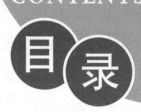

CONTENTS

目录

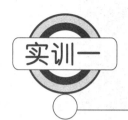

实训一　**简易呼吸器的使用**

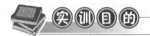

（1）掌握简易呼吸器的组成。

（2）熟悉简易呼吸器的原理。

（3）能正确使用简易呼吸机。

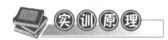

氧气进入球形气囊和贮气袋,通过人工指压气囊打开前方活瓣,将氧气压入与患者口鼻贴紧的面罩内或气管导管内,以达到人工通气的目的。

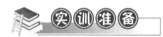

1. 学生准备

提前预习,衣帽整洁。

2. 用物准备

简易呼吸器〔包括面罩(面罩材质有硅胶、PVC)、单向阀、球体、储气安全阀(有些呼吸器的储气阀在呼吸器尾部;有些储气阀不在呼吸器尾部,与储气袋相连)、氧气储气袋(或粗波纹管)、氧气导管(另一端与氧容器相连)、有毒气过滤器〕(图1-1)、开口器、口咽通气管、模型人、氧气瓶。

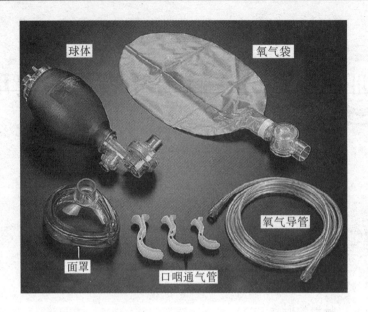

图 1-1　简易呼吸器

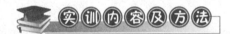

(一)特点及目的

简易呼吸器适用于心肺复苏及需人工呼吸急救的场合,尤其适用于窒息、呼吸困难或需要提高供氧量的情况,具有使用方便、痛苦轻、并发症少、便于携带、有无氧源均可立即通气的特点。其主要目的是维持和增加机体通气量以及纠正威胁生命的低氧血症。

(二)适应证

(1)心肺复苏。

(2)各种中毒所致的呼吸抑制。

(3)神经、肌肉疾病所致的呼吸肌麻痹。

(4)各种电解质紊乱所致的呼吸抑制。

(5)各种大型手术。

(6)配合氧疗。

(7)运送患者,适用于机械通气患者做特殊检查、进出手术室等情况。

(8)临时替代机械呼吸机(指有创呼吸机,不包括无创人工气道)。遇到呼吸机因障碍、停电等特殊情况时,可临时应用简易呼吸器替代储气安全阀与储气袋相连。如果抢救现场没有毒性气体,可以只接储气袋、氧导管。如现场有多人进行抢救,接氧管及接储气袋动作由助手进行。开口器适用于出现口腔紧闭,口咽通气管不能进入口腔内的情况。

（三）实训方法

1. 教师示教

安装简易呼吸器,演示连接及操作。

2. 学生训练

在训练过程中,教师不断指导矫正。

3. 评价

根据学生操作和提问回答情况进行评价。

（四）操作步骤

（1）将患者去枕仰卧。

（2）开放气道,清理口咽分泌物。

（3）插入口咽通气管,防止舌咬伤和舌后坠（此环节可不做）。

（4）连接面罩、球体及氧气,调节氧气流量为 5~10L/min,使贮气袋充盈。

（5）抢救者应位于患者头部的后方,将患者头部向后仰并托牢下颌使其朝上,使气道保持通畅。

（6）将面罩扣住口鼻并固定面罩,即拇指和示指紧紧按住面罩,其他手指则紧按住下额。面罩罩住患者口鼻,做到贴紧不漏气。若气管插管或气管切开患者使用简易呼吸器,应先将痰液吸净,球体充气后再应用。

（7）用另外一只手挤压球体将气体送入肺中,要规律性地挤压球体以提供足够的吸气/呼气时间（成人为 12~15 次/分,儿童为 14~20 次/分）（气管插管时用双手挤压球体,其方法为:两手捏住球体中间部分,两拇指相对朝内,四指并拢或略分开,两手均匀用力挤压球体。待球体重新膨起后开始下一次挤压。注意应在患者吸气时挤压球体）。

（8）抢救者应注意患者是否有如下情形,以确认患者处于正常的换气。

1）注视患者胸部上升与下降（是否随着压缩球体而起伏）。

2）经由面罩透明部分观察患者口唇与面部颜色的变化。

3）经由透明盖观察单向阀工作是否正常。

4）在呼气过程中观察面罩内是否呈雾气状。

5）简易呼吸器抢救无效时,把简易呼吸器与面罩分离,将呼吸机与面罩连接,建立无创人工气道。

（9）观察及评估患者:使用过程中应密切观察患者对呼吸器的适应性,如胸廓起伏、皮肤颜色、听诊呼吸音、生命体征、氧饱和度等。

（10）呼吸器使用后,将呼吸器从氧气接口处取下,拆开面罩,用清水冲洗干净,再用 500mg/L 含氯消毒剂浸泡 30 分钟,清水冲净,晾干后装配好备用。

(五)注意事项

(1)评估有无使用简易呼吸器的禁忌证,如中等以上活动性咯血、大量胸腔积液等。

(2)使用简易呼吸器容易发生的问题是因活瓣漏气而使患者得不到有效通气,所以要定期检查、测试、维修和保养。

(3)面罩要紧扣鼻部,否则易发生漏气。

(4)使用时注意潮气量、呼吸频率、吸呼比等。

1)潮气量:一般为 8~12ml/kg,以通气适中为好,有条件时测定二氧化碳分压以调节通气量,避免通气过度。

2)呼吸频率:成人为 12~15 次/分,挤压球体时应注意球体的频次和患者呼吸的协调性,防止在患者呼气时挤压球体。

3)吸呼比:成人一般为 1:(1.5~2);慢性阻塞性肺病、呼吸窘迫综合征患者频率为 12~14 次/分,吸呼比为 1:(2~3),潮气量略少。

(5)挤压球体时压力不可过大,挤压球体的 1/3~1/2 即可,亦不可时大时小、时快时慢,以免损伤肺组织,造成呼吸中枢紊乱,影响呼吸功能恢复。

(6)若患者有自主呼吸,应与之同步,即患者吸气初顺势挤压球体,达到一定潮气量便完全松开球体,让患者自行完成呼气动作。

(7)对清醒患者做好心理护理,解释应用简易呼吸器的目的和意义,缓解其紧张情绪,使其主动配合。

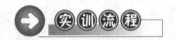

实训流程

学生准备

↓ 提前预习,衣帽整洁

用物准备

↓ 简易呼吸机、开口器、口咽通气管、模型人、氧气瓶

教师示教或看录像

↓ 安装简易呼吸器,演示连接及操作

学生分组操作

↓

考核评价(根据学生操作和提问回答情况进行评价)

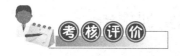

简易呼吸器的使用考核标准

项目	要求	量分	得分
用物准备	简易呼吸机、开口器、口咽通气管、模型人、氧气瓶(缺一种扣4分)	20	
实训操作	1. 将患者去枕仰卧 2. 开放气道,清理口咽分泌物 3. 插入口咽通气管(此环节可不做) 4. 连接面罩、球体及氧气,调节氧气流量 5. 保持气道通畅 6. 将面罩扣住口鼻并固定面罩 7. 用另外一只手挤压球体,将气体送入肺中 8. 确认患者处于正常的换气 9. 观察及评估患者 10. 使用后的整理 (以上各步,缺少一步扣5分) 提问注意事项(每说错一个扣5分)	60	
熟练程度	操作时间10分钟 动作轻巧、准确	5 5	
职业规范行为	1. 服装、鞋帽整洁 2. 仪表大方,举止端庄 3. 态度和蔼	4 3 3	

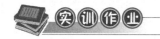

书写实训报告。

实训一　简易呼吸器的使用实训报告

姓名		实训日期		学号	
班级		带教老师		评分	

老师签名：

批阅时间：

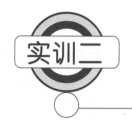

经口气管内插管术

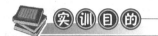

（1）了解经口气管内插管的适应证和禁忌证。

（2）熟悉经口气管内插管的操作步骤及注意事项。

（3）能熟练进行经口气管内插管。

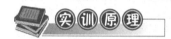

气管内插管是将管道直接插入气管内，使外界气体顺利进入肺内进行气体交换，解决了气道梗阻所引起的呼吸困难和窒息，是一项急救措施。

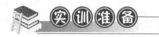

1. 学生准备

提前预习，衣帽整洁。

2. 用物准备

气管导管、喉镜、喷雾器、牙垫、吸引器、衔接管、麻醉机、模型人、2.5%硫喷妥钠、羟乙酸钠、安定及芬氟合剂、丁卡因等。

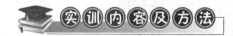

（一）适应证

（1）呼吸功能不全或呼吸衰竭，需加压给氧和辅助呼吸者。

（2）全身麻醉时便于呼吸道管理和气管内给药。

（3）心搏、呼吸骤停行心肺脑复苏者。

（4）呼吸道分泌物不能自行咳出,需气管内吸引者。

（5）胃内容物反流误吸入肺内,需气管内吸引者。

（6）婴幼儿气管切开前需气管内插管定位者。

（二）禁忌证

喉水肿、急性喉炎、喉头黏膜下血肿、插管创伤可引起严重出血,除了进行急救外,以上情况禁忌气管内插管。

（三）评估

气管内插管前应常规实施有关检查(鼻腔、牙齿、张口度、颈部活动度、咽喉部情况)并对下列问题做出决定:①选用何种插管途径(经口或经鼻)和麻醉方法(全麻或清醒);②是否存在插管困难问题,需采取何种插管方法解决。

（四）方法

气管内插管方法有多种,大致可分三大类,即经口腔插管法、经鼻腔插管法和经气管造口插管法。临床上常规的插管方法是明视经口插管法,目前绝大多数采用浅全麻并用肌松药施行气管内插管,即快速诱导插管法。

（五）插管前准备

1. 导管的选择

（1）成人:①导管内径(ID)的选择。对于经口腔气管导管,男性成人一般需用内径为8.0～9.0mm的导管(图2-1),女性成人需用内径为7.0～8.0mm的导管。②导管插入长度。自牙槽嵴起,在女性导管插入长度为20～22cm,在男性导管插入长度为22～24cm。如系经鼻腔插管,需分别增加2～3cm。

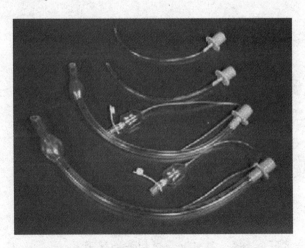

图2-1　气管导管

（2）儿童：气管导管内径需根据年龄和发育大小来选择，新生儿为 3.0mm，6 个月为 3.5mm，18 个月为 4.0mm，3 岁为 4.5mm，5 岁为 5.0mm，6 岁为 5.5mm，8 岁为 6.0mm，12 岁为 6.5mm，16 岁为 7.0mm。在其中选出内径较适中的导管后，尚需常规准备比其大一号和小一号的导管各 1 根，然后在喉镜下直视声门大小，最后选定内径最适合的导管用于插管。

2．导管插入深度的估计

可根据年龄用公式估计从牙槽至导管尖端的插管长度，导管尖端的位置相当于气管的中段位。

（1）公式 1：经口插管的深度（cm）= 12 +（年龄÷2）。

（2）公式 2：经鼻插管的深度（cm）= 15 +（年龄÷2）。

3．气管导管前端的位置

（1）在成人，安置气管导管前端的正确位置应在气管隆嵴之上约 5cm 处。

（2）在小儿，其气管长度随年龄而变化。新生儿从声带至隆嵴的距离仅约 4cm。

4．插管前的麻醉

气管插管前的麻醉方法有两大类。

（1）诱导插管法：指在全麻达到一定深度后进行插管操作。

（2）清醒插管法：指在咽喉气管内表面麻醉下施行气管内插管操作。

（六）插管操作步骤

1．全麻或昏迷患者插管

借助喉镜在直视下暴露声门后，将导管经口腔插入气管内（图 2-2）。

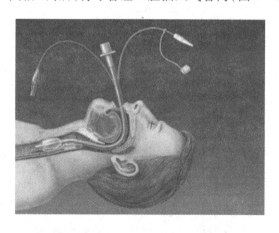

图 2-2　经口气管内插管

（1）患者取平卧位，头后仰。若患者口未张开，可用右手拇指对着下牙列，示指对着上齿列，以旋转力量开启口腔。

（2）左手持喉镜自右口角放入口腔，将舌推向左方，徐徐向前推进。显露腭垂（悬雍垂）后再略向前深入，使弯形喉镜窥视片前端进入舌根与会厌角内。最后依靠左臂力量将喉镜向上、向前提起,增加舌骨会厌韧带的张力即可显露声门。如系直型喉镜,其前端应挑起会厌软骨,显露声门(图2-3)。

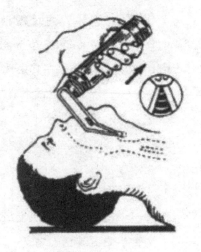

(3)当声门暴露清楚后,以右手拇指、示指及中指如持笔式持住导管的中上段,使其前端自右口角进入口腔,直到导管接近喉头时再将管端移至喉镜片处,同时双目经过镜片与管壁间的狭窄间隙监视导管前进方向,准确轻巧地将导管尖端插入声门。借助管芯插管时,当导管尖端入声门后,应拔出管芯后再将导管插入气管内。导管插入气管内的深度成人为4~5cm。最后安置牙垫,退出喉镜。

图2-3 显露声门

2. 清醒气管内插管术

利用1%丁卡因喷雾咽喉、气管,施行黏膜表面麻醉,在患者神志清醒的状态下进行气管内插管,称清醒气管内插管,简称清醒插管。当患者在全身麻醉下插管不够安全时,可选用清醒插管。

(1)表面麻醉:清醒插管前要求对上呼吸道必须有完善的黏膜表面麻醉,包括咽喉黏膜表面麻醉和气管黏膜表面麻醉。

(2)镇静:施行经口或经鼻清醒插管要求患者充分镇静,全身肌肉松弛,这样不仅有助于插管的施行,也可基本避免术后不愉快的回忆。

(3)患者的准备:①对患者必须做好适当的解释,重点说明配合的事项,如放松全身肌肉特别是颈、肩、背部肌肉,保持深慢呼吸,不屏气等,尽量争取患者全面合作;②使用适当的麻醉前用药可使患者镇静,分泌物减少,咽喉反射减弱,以利于施行清醒插管。

(4)插管:咽喉气管黏膜表面麻醉完成后1~2分钟即可按经口明视气管内插管方法施行清醒气管插管。

3. 确认导管位置正确

无论采取何种气管内插管方法,插管完成后均需确认导管已进入气管内再固定。判断方法如下。

(1)压胸部时,导管口有气流。

(2)人工呼吸时,可见双侧胸廓对称起伏,并可听到清晰的呼吸音。

(3)如用透明导管时,吸气时管壁清亮,呼气时可见明显的"白雾"样变化。

(4)患者如有自主呼吸,接麻醉机后可见呼吸囊随呼吸而张缩。

(5)如能监测呼气末二氧化碳分压($PETCO_2$),则更易判断。$PETCO_2$图形有显示,则可确认无误。

(七)插管注意事项

(1)显露声门是气管内插管术的关键,必须根据解剖标志循序推进喉镜片,防止顶端推进过深或太浅。

（2）显露声门的操作要迅速正确，否则麻醉转浅，插管将不易成功。如果麻醉已经转浅，必须重新加深麻醉或追喷表面麻醉药，不应勉强插管，否则易造成插管损伤。

（3）应将喉镜的着力点始终放在喉镜片的顶端，并采用上提喉镜的手法，严禁将上门齿作为支点，利用"翘"的手法操作，否则极易碰落门齿。

（4）导管插入声门必须轻柔，最好采用旋转导管推进的手法，避免使用暴力。如遇阻挡，可能为声门下狭窄（漏斗喉）或导管过粗所致，应更换较细的导管，切忌勉强插管。

（5）肥胖、颈短或喉结过高的患者有时喉头虽已显露，但无法看清声门，此时可请助手按压喉结部位，可能有助于看清声门；或利用导管芯将导管变成"L"形，用导管前端挑起会厌，施行盲探插管。

（6）插管完成后，要核对导管的插入深度，并要及时判断是否有误插入食管的可能性。导管外端有温热气流呼出，能听到呼吸气流声，两肺呼吸音左、右、上、下均匀一致，挤压贮气囊时两侧胸廓同时均匀抬起，无上腹部膨隆，提示导管位置合适，否则表示导管已经进入一侧总支气管或误入食管，必须立即调整或重插。

（八）气管内插管术并发症

气管内插管术并发症有插管后呛咳、插管损伤、心血管系交感反应、脊髓和脊柱损伤、气管导管误入食管、误吸胃内容物、喉痉挛、导管误插过深、导管滑脱、喉水肿、声门下水肿、声带麻痹、感染（气管炎）、咽喉痛等。

（九）插管后护理

1. 气管导管的固定

质地柔软的气管导管要与硬牙垫一起固定，可用胶布、寸带双固定，防止移位或脱出。寸带固定不宜过紧，以防管腔变形。定时测量气管导管与在门齿前的刻度并记录。同时用约束带束缚双手，防止患者初醒或并发精神症状时自行拔管而损伤咽喉部。每日更换牙垫及胶布，并行口腔护理。

2. 保持气管导管通畅

及时吸出口腔及气管内分泌物，吸痰时注意无菌操作，口腔、气管吸痰管要严格分开。吸痰管与吸氧管不宜超过气管导管内径的 1/2，以免堵塞气道。每次吸痰做到一次一管一手套，吸痰管在气道内停留应少于 15 秒。

3. 保持气道内湿润

吸氧浓度不可过大，一般以 1～2L/min 为宜。吸氧针头插入气管导管内一半即可。痰液黏稠时，每 4 小时雾化吸入 1 次；或向气管内滴入湿化液，每次 2～5ml，24 小时不超过 250ml。

4. 随时了解气管导管的位置

可通过听诊双肺呼吸音或拍摄 X 线片了解导管位置和深度。若发现一侧呼吸音消失，可能是气管插入一侧肺,需及时调整。

5. 气囊松紧适宜

每4小时放气1次,时间为5~10分钟,放气前吸尽口咽部及气管内分泌物。气管导管保留72小时后应考虑气管切开,以防止气囊长时间压迫气管黏膜而引起黏膜缺血、坏死。

(十)拔管操作

(1)拔管指征:患者神志清楚,生命体征平稳,呛咳反射恢复,咳痰有力,肌张力好。

(2)拔管前向患者做好解释工作,备好吸氧面罩或鼻导管。

(3)吸出口腔分泌物,气管内充分吸痰并用呼吸囊加压给氧1分钟。

(4)解除固定气管导管的系带与胶布,置吸痰管于气管导管最深处,边拔管边吸痰,拔管后立即面罩给氧。

(十一)拔管后护理

(1)观察患者有无鼻翼扇动、呼吸浅促、唇甲发绀、心率加快等缺氧及呼吸困难的临床表现。

(2)床旁备气管切开包。对于严重喉头水肿者以及雾化吸入20分钟或静脉滴注地塞米松仍无缓解者,应立即行气管切开。

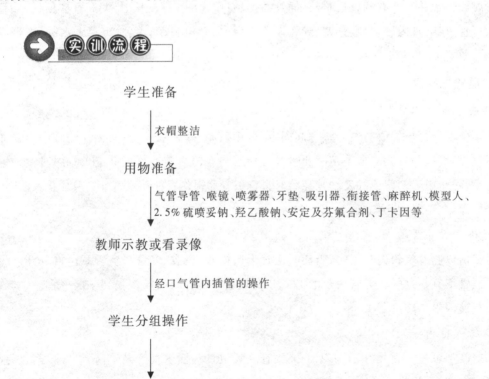

实训流程

学生准备

↓ 衣帽整洁

用物准备

气管导管、喉镜、喷雾器、牙垫、吸引器、衔接管、麻醉机、模型人、2.5%硫喷妥钠、羟乙酸钠、安定及芬氟合剂、丁卡因等

教师示教或看录像

↓ 经口气管内插管的操作

学生分组操作

↓

考核评价(根据学生操作和提问回答情况进行评价)

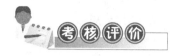

经口气管内插管术考核标准

项目	要求	量分	得分
用物准备	气管导管、喉镜、喷雾器、牙垫、吸引器、衔接管、麻醉机、2.5%硫喷妥钠、羟乙酸钠、安定及芬氟合剂、1%丁卡因、模型人（缺一种扣1分）	14	
实训操作	1. 将患者去枕仰卧 2. 开放气道，清理口咽分泌物 3. 打开口腔，放入喉镜 4. 上提喉镜显露声门 5. 插入导管 6. 确认成功 7. 拔出管芯 8. 确认位置及深度 9. 导管气囊充气、吸痰 10. 固定导管 11. 连接通气设备 （以上各步，缺少一步扣5分） 提问注意事项（每说错一个扣2分）	66	
熟练程度	操作时间10分钟 动作轻巧、准确	5 5	
职业规范行为	1. 服装、鞋帽整洁 2. 仪表大方，举止端庄 3. 态度和蔼	4 3 3	

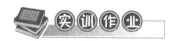

书写实训报告。

实训二　经口气管内插管术实训报告

姓名		实训日期		学号	
班级		带教老师		评分	

老师签名：

批阅时间：

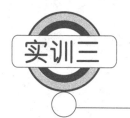

实训三　气管切开术

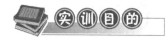

（1）了解气管切开的适应证。

（2）熟悉气管切开的步骤及注意事项。

（3）能进行气管切开和护理。

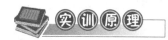

当患者发生呼吸困难、窒息时，在无法进行气管插管或气管插管无效的情况下，进行气管切开插管可使外界气体顺利进入肺内，可以达到解决气道梗阻、缓解患者呼吸困难和窒息的目的。

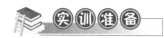

1. 学生准备

提前预习，衣帽整洁。

2. 用物准备

气管切开包、氧气、吸引器、气管插管（图3-1）、气管镜、消毒罐、消毒棉球、1%普鲁卡因、1∶100000肾上腺素、硫喷妥钠、兔子和模型人。

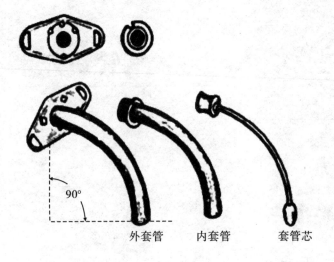

外套管　　　　内套管　　　　套管芯

图 3-1　气管插管

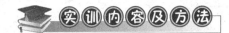

（一）适应证

（1）各种原因造成的呼吸道阻塞引起的呼吸困难。

（2）预防性气管切开。

（3）特殊气管异物。

（4）各种原因造成的呼吸功能障碍。

（5）需要长期进行人工通气者。

（二）禁忌证

（1）各类出血性疾病。

（2）Ⅰ度和Ⅱ度呼吸困难。

（3）呼吸道暂时性阻塞，可暂缓气管切开。

（三）方法

气管切开根据患者情况分为清醒切开插管和意识丧失切开插管。清醒切开插管可选择兔子，意识丧失切开插管可选模型人。

1. 兔子气管切开

步骤为：麻醉—再固定—去除颈部毛发—消毒铺单—切开气管—插管—固定—观察。

2. 模型人

步骤为：安置体位—显露颈部—消毒铺单—切开气管—插管—固定—观察。

（四）操作步骤

1. 体位

一般取仰卧位,肩下垫一小枕,头后仰,使气管接近皮肤,暴露明显,以利于手术,助手坐于头侧,以固定头部,保持正中位。

2. 消毒铺巾

常规消毒,铺无菌巾。

3. 麻醉

采用局麻。沿颈前正中(上自甲状软骨下缘,下至胸骨上窝)以1%普鲁卡因浸润麻醉。对于昏迷、危重或窒息患者,若患者已无知觉,也可不予麻醉。

4. 切口

可以采用横弧形切口,也可以采用纵形切口(图3-2)。多采用直切口,自甲状软骨下缘至接近胸骨上窝处沿颈前正中线切开皮肤和皮下组织(图3-3)。

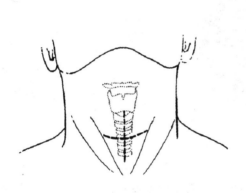 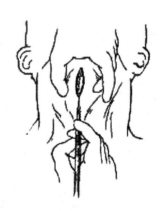

图3-2 切口选择　　　　　　　　图3-3 切开皮肤

5. 分离气管前组织

用血管钳沿中线分离胸骨舌骨肌及胸骨甲状肌,暴露甲状腺峡部(图3-4)。若峡部过宽,可在其下缘稍加分离,用小钩将峡部向上牵引,必要时也可将峡部夹持切断缝扎(图3-5),以便暴露气管。在分离过程中,两个拉钩用力应均匀,使手术野始终保持在中线,并经常以手指探查环状软骨及气管是否保持在正中位置(图3-6)。

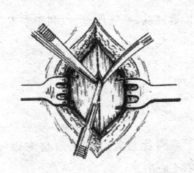

图 3 - 4　分离胸骨舌骨肌及胸骨甲状肌

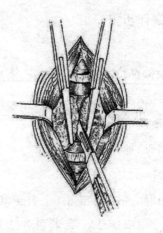

图 3 - 5　甲状腺峡部切断

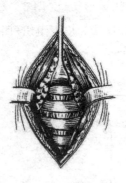

图 3 - 6　暴露气管

6. 切开气管

确定气管后,一般于第 2～4 气管环处用尖刀片自下向上挑开 2 个气管环(切开 4～5 环者为低位气管切开术)(图 3 - 7)。注意刀尖勿插入过深,以免刺伤气管后壁和食管前壁,引起气管食管瘘。可在气管前壁上切除部分软骨环,以防切口过小在放管时将气管壁压进气管内而造成气管狭窄。

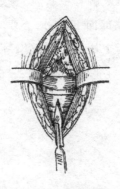

图 3 - 7　气管切开

7. 插入气管套管

以弯钳或气管切口扩张器撑开气管切口,插入大小适合、带有管芯的气管套管(图3-8)。插入外管后,立即取出管芯,放入内管,吸净分泌物并检查有无出血。

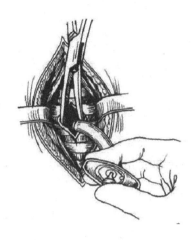

图3-8　插入气管套管

8. 创口处理

将气管套管上的带子系于颈部,打成死结以牢固固定(图3-9)。切口一般不予缝合,以免引起皮下气肿。最后用一块开口纱布垫于伤口与套管之间(图3-10)。

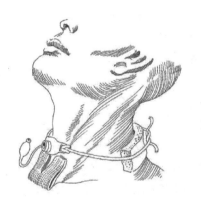

图3-9　固定

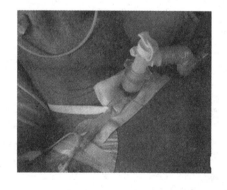

图3-10　插管后固定

(五)术后护理

1. 床边设备

备有氧气、吸引器、气管切开器械、导尿管及急救药品,以及另一副同号气管套管。

2. 保持套管通畅

经常吸痰,每日定时清洗内管,煮沸消毒数次。术后1周内不宜更换外管,以免因气管前软组织尚未形成窦道使插管困难而造成意外。

3. 保持下呼吸道通畅

室内保持适当温度（22℃左右）和湿度（相对湿度90%以上），可采用地上泼水、蒸汽吸入，以及定时通过气管套管滴入少许生理盐水、0.05%糜蛋白酶等方法，以稀释痰液，便于咳出。

4. 防止伤口感染

由于痰液污染，术后伤口易于感染，故至少每日换药1次。如已发生感染，可酌情给予抗生素。

5. 防止外管脱出

要经常注意套管是否在气管内。若套管脱出，又未及时发现，可引起窒息。套管太短、固定带子过松、气管切口过低、颈部肿胀或开口纱布过厚等均可导致外管脱出。

6. 拔管

喉阻塞或下呼吸道分泌物解除，全身情况好转后，即可考虑拔管。拔管前先堵管1~2日，如患者在活动、睡眠时无呼吸困难，可在上午时间拔管。创口一般不必缝合，只需用蝶形胶布拉拢创缘，数天可自行愈合。对于长期带管者，由于切开部位上皮长入瘘孔内与气管黏膜愈合，形成瘘管，故应行瘘孔修补术。

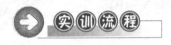

实训流程

学生准备

↓ 提前预习，衣帽整洁

用物准备

↓ 气管切开包、氧气、吸引器、气管插管、气管镜、消毒罐、消毒棉球、
消毒棉球、1%普鲁卡因、1:100000肾上腺素、硫喷妥钠、兔子、模型人

教师示教或看录像

↓ 气管切开的操作步骤

学生分组操作

↓

考核评价（根据学生操作和提问回答情况进行评价）

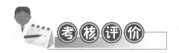考核评价

气管切开术考核标准

项目	要求	量分	得分
用物准备	气管切开包、氧气、吸引器、气管插管、气管镜、消毒罐、消毒棉球、1%普鲁卡因、1:100000肾上腺素、硫喷妥钠、兔子、模型人(缺一种扣1分)	14	
实训操作	1. 体位 2. 消毒铺单 3. 麻醉 4. 切口 5. 分离气管前组织 6. 切开气管 7. 插入气管套管 8. 固定 9. 吸氧 10. 观察 (以上各步,缺少一步扣5分) 提问注意事项(每说错一个扣2分)	66	
熟练程度	操作时间15分钟	5	
	动作轻巧、准确	5	
职业规范行为	1. 服装、鞋帽整洁	4	
	2. 仪表大方,举止端庄	3	
	3. 态度和蔼	3	

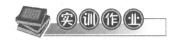实训作业

书写实训报告。

实训三　气管切开术实训报告

姓名		实训日期		学号	
班级		带教老师		评分	

老师签名：

批阅时间：

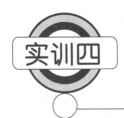

实训四 徒手心肺复苏术

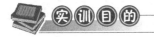

(1)掌握心肺复苏的适应证。

(2)能进行徒手心肺复苏。

(3)熟悉心肺复苏的注意事项。

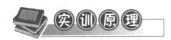

徒手心肺复苏(CPR)是利用心胸泵的原理将血从心脏挤压出来以维持血液循环,从而缓解因心搏骤停导致的缺血、缺氧。

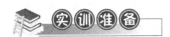

1. 学生准备

提前预习,衣帽整洁。

2. 用物准备

模型人、纱布块、乙醇棉球、钟表等。

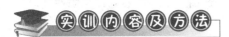

(一)心搏骤停的原因

(1)意外事件。

(2)各种原因引起的休克。

(3)各种原因引起的中毒。

（4）器质性心脏病。

（5）人体内的酸碱平衡或电解质紊乱。

（6）药物导致的恶性心律失常。

（7）手术或麻醉意外。

（二）禁忌证

严重的胸廓畸形、广泛性肋骨骨折、血气胸、心包填塞、心脏外伤、晚期癌症等不可做徒手心肺复苏术。

（三）方法及步骤

1. 判断患者的意识并呼救

包括"一叫"（轻拍、摇动并大声呼唤患者，若无反应，说明患者意识丧失）、"二听"（将面部靠近患者的口鼻，感觉有无气体逸出）、"三摸"（用示指、中指触摸患者的颈动脉有无搏动，小儿触摸腹股沟动脉，触摸不到则说明心搏停止）、"四呼救"，共计10秒内完成。

2. 安置体位

松开被盖，使患者去枕仰卧，放按压板或卧于硬板床或平地上。

3. 按压部位与频率

首先确定按压的部位。用一手的中指、示指触肋弓下缘，向上滑动到剑突再向上移动两横指，即为胸骨中下 1/3 交界处（或双乳头连线的中点）。抢救者站或跪于患者的一侧，一手掌根部放在患者胸骨中下 1/3 交界处，手指翘起不接触胸壁，另一只手掌根部放在此手的手背上，手指并拢或相互握持，两臂位于患者胸骨的上方，双肘关节伸直，利用上身重量垂直下压（成人 5 ~ 6cm，幼儿 2.5 ~ 4cm，婴儿 1 ~ 2cm），按压时有节奏、均匀有力，然后迅速放松，使胸腔充分扩张。小儿行胸外心脏按压时，用一只手掌即可；若为婴儿，则用拇指或 2 ~ 3 个手指即可（成人按压频率为 100 次/分，小儿为 100 ~ 120 次/分，婴儿为 140 次/分），按压与放松之比为1:1。

4. 畅通呼吸道

为患者解衣松裤，将患者头偏向对侧，用纱布或手帕清理口腔。术者一手放在患者的前额，手掌向后、向下用力，使患者头后仰，另一只手钩住患者的下颌角并向前向上用力，两手共同作用使颌部抬起，气道打开（用于颈部无外伤时；注意手指不要压向颌下软组织，以免阻塞气道）。

5. 人工呼吸

常用的是口对口人工呼吸（口对鼻人工呼吸适用于牙关紧闭或口部有严重损伤的患者）。保持气道通畅后，抢救者用一只手的拇指和示指捏住患者的鼻孔，深吸一口气，对准患者的口部用力吹气（吹气时防止气体从口鼻逸出；为防止交叉感染，可在患者口鼻上盖一张纱布）使胸廓扩张。吹气时，应用眼部余光观察胸部起伏情况。每次吹气量为 500 ~ 800ml；吹气频率成人为 12 ~ 16 次/分，儿童为 18 ~ 20 次/分，婴儿为 30 ~ 40 次/分。吹气毕，松开口鼻，使患者的肺和胸廓自行回缩,将气体排出。吹气与按压之比为2∶30。

6. 判断效果

如此反复进行,建立五个循环后判断胸外心脏按压的效果。其有效指征如下。

(1)按压时能扪及大动脉搏动。

(2)面色、口唇、甲床、皮肤色泽再度转红润。

(3)扩大的瞳孔再度缩小。

(4)出现自主呼吸。

(5)神志逐渐恢复,可有眼球活动。

(6)睫毛反射、对光反射出现,甚至肌张力增加。

7. 复苏后处理

取出复苏板,为患者取舒适卧位,整理衣被。根据病情为患者做进一步的生命支持。

(四)注意事项

(1)操作全过程注意保持患者气道开放。

(2)判断呼吸及循环时,应"1001、1002……"数数,以保证判断时间足够。

(3)人工呼吸时,吹气要深而慢,并观察患者有无胸廓起伏。如胸廓无起伏,可能气道通畅不够、吹气不足或气道阻塞,应重新开放气道或清除口腔异物。

(4)吹气不可过猛过大,以免气体吹入胃内引起胃胀气。

(5)判断循环时,触摸颈动脉不能用力过大,或同时触摸两侧颈动脉,并注意不要压迫气管。颈部创伤者可触摸肱动脉或股动脉。

(6)按压部位要准确,力度要均匀,注意肘关节伸直,双肩位于双手的正上方,手指不应压于胸壁上。在按压间隙的放松期,操作者手掌根不能离开胸壁,以免移位。

(7)儿童用一只手掌根按压即可,按压频率应大于100次/分。婴幼儿的按压应采用环抱法,即双拇指重叠下压,其部位在两乳头连线与胸骨正中线交界点下一横指处。

(8)CPR的四早:早发现,早CPR,早除颤,早高级生命支持。

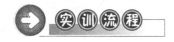

实训流程

学生准备

↓　提前预习,衣帽整洁

用物准备

↓　模型人、纱布块、乙醇棉球、钟表

教师示教或看录像

↓ 徒手心肺复苏操作步骤

学生分组操作

↓

考核评价(根据学生操作和提问回答情况进行评价)

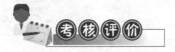 考核评价

徒手心肺复苏术考核标准

项目	要求	量分	得分
用物准备	模型人、纱布块、乙醇棉球、钟表(缺一种扣2.5分)	10	
实训操作	1. 判断意识 2. 呼救 3. 安置体位 4. 胸外心脏按压 5. 开放气道 6. 口对口人工呼吸 7. 判断效果 8. 复苏后处理 (以上各步,缺少一步扣7分) 提问注意事项(每说错一个扣2分)	70	
熟练程度	操作时间5分钟	5	
	动作轻巧、准确	5	
职业规范行为	1. 服装、鞋帽整洁	4	
	2. 仪表大方,举止端庄	3	
	3. 态度和蔼	3	

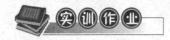 实训作业

书写实训报告。

实训四　徒手心肺复苏术实训报告

姓名		实训日期		学号	
班级		带教老师		评分	

老师签名：

批阅时间：

实训五　　　**除颤术**

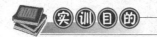

（1）掌握电除颤的适应证。

（2）熟悉电除颤的步骤和注意事项。

（3）能独立完成电除颤。

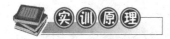

通过电除颤可纠正、治疗心律失常（主要是室颤），恢复窦性心律，以便于实施胸外心脏按压和人工呼吸，恢复心脏的射血功能。

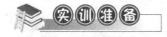

1. **学生准备**

提前预习，衣帽整洁。

2. **用物准备**

除颤仪、治疗盘（导电胶 1 支或生理盐水纱布、治疗碗 1 个、纱布 2 块、弯盘）、电源插座、心电监护仪、模型人等。

3. **患者准备**

卧于硬板床（可模拟患者心电监护在位，已建立静脉通道）。

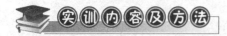

（一）适应证

（1）心室颤动和心室扑动。

（2）室性心动过速伴有血流动力学显著改变并出现心力衰竭、休克等。房颤、房扑伴血流动力学不稳定者可首选。室颤是成人心搏骤停最初发生的较为常见而且是较容易治疗的心律失常,在意识丧失的 3~5 分钟内立即实施 CPR 及除颤,存活率是最高的。对于院外心搏骤停患者或在心电监护的住院患者,迅速除颤是治疗短时间心室颤动的最好方法。

（二）除颤波形与能量

除颤器所释放电流应是能够终止室颤的最低能量。能量和电流过低时,无法终止心律失常。能量和电流过高时,则会导致心肌损害。成人电除颤时与体型和对能量需求间无确切的关系。目前除颤仪包括两种除颤波形——单相波和双相波,不同的波形对能量的需求有所不同。

1. 单相波（300~360J）

目前常规的除颤电能,成人用 360J。单相除颤器只发出一次电流,而电流流经身体的时间由身体的电阻决定。

2. 双相波（150~200J）

双相除颤器在发出一次电流后,可以发出一次反向的电流,而且能够控制电流流通的时间。低能量的双相波电除颤终止室颤的效果与高能量单相波除颤相似或更有效。双相波除颤不仅除颤成功率高,患者自主恢复率亦高,对心肌的损伤性亦小,复苏存活者的机体及神经系统功能恢复均佳。

3. 儿童

单相和双相均为首次 2J/kg,随后建议用 2~4J/kg。

（三）除颤方法

电除颤分为同步与非同步两种。

1. 同步电复律

同步电复律是指除颤器由 R 波的电信号激发放电,可用于转复心室颤动以外的各类异位性快速心律失常。其适应证是治疗房颤、房扑、室上速、室速等快速心律失常,经电除颤后可恢复窦性心律。患者虽有心律失常,但尚有自身节律,电击时复律脉冲的发放必须与患者的心搏同步,使脉冲电流落在 R 波的下降支上（即电刺激信号落入心室绝对不应期中 R 波起始后 30 毫秒处）,以免刺激落入 T 波顶峰附近的心室易损期而诱发心室颤动。

2. 非同步电复律

非同步电复律是指除颤器在心动周期的任何时间都可放电,用于转复心室颤动。其绝对适应证是心室颤动。电刺激时无须考虑患者的自主节律,所以称非同步除颤。在心搏骤停时,为了争取时间,在不了解心搏骤停性质的情况下立即行非同步除颤,称为盲目除颤。

（四）操作步骤

1. 评估患者

（1）"一看":护士发现患者心电监护显示室颤。

（2）"二喊"：呼喊患者的姓名以判断意识情况。患者若无意识，看时间，立即呼叫医师"X医师，X床患者出现室颤"，同时呼叫另一名护士推抢救车。

（3）"三摆体位"：去枕平卧，解开衣襟，暴露除颤部位。告知病情，请家属离开。

2. 连接除颤仪

连接电源线，打开除颤仪开关，观察心电监护显示，再次判断除颤指征。

3. 选择合适模式及电极板

选同步或非同步，并选择电极板（成人直径 10～13cm，儿童 4～5cm）。

4. 涂导电胶

均匀涂导电胶于电极板表面。

5. 选择电击能量

成人单相波 360J，双相波 150J。儿童首次 2J/kg，随后用 2～4J/kg，并充电。

6. 放置位置

（1）正确握持电极板：左手为正极板，右手为负极板。

（2）正确放置电极板：右手电极板在心尖部，上缘平左乳头，电极板中心位于左腋前线，左手电极板置于胸骨右缘第 2 肋间，电极板紧贴皮肤加压 10～20kg。

7. 放电

再次观察心电示波确需除颤，大声喊"你离开，我离开，大家都离开"（提示操作者及其他人员，切勿碰到病床或任何连接到患者身上的设备），环视四周，开始放电。

8. 进行 CPR

立即进行五个循环 CPR（口述）。观察心电图波形，判断除颤效果，必要时重复上述步骤。

9. 安置患者，整理用物

除颤完毕，安置患者，关闭电源，清洁电极板上的导电胶（清水擦拭干净后晾干备用，注意保持干燥）。

10. 记录

洗手后记录患者病情、除颤时间、能量、次数、效果。

11. 评价

（1）患者的心律失常及时发现并能有效控制。

（2）能量选择正确。

（3）患者无皮肤灼伤等并发症。

（五）注意事项

（1）除颤前确定患者除颤局部无潮湿，无敷料，皮肤与电极接触紧密，减少胸壁阻抗。如佩戴起搏器，电极板绝不可放于其上，最少要隔 10cm。

（2）除颤前后必须以心电图监测为主，并加以前后对照。

（3）除颤放电时，术者禁忌带湿操作，并确定操作者和周围人员无直接或间接与患者接触。

（4）不要碰撞机器，导线不要过度弯曲，禁忌电极板对空放电、两片板面对面放电。

（5）导电胶要涂满电极板，尤其注意边缘，以免灼伤皮肤。

（6）操作结束后，擦拭电极板，检查记录纸和导电胶等，保持除颤仪完好备用。

实训流程

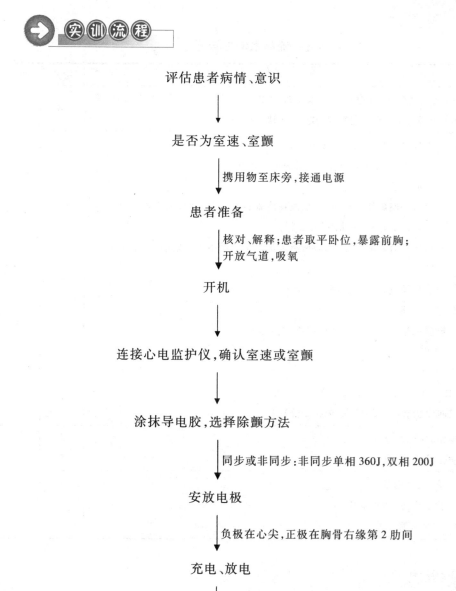

评估患者病情、意识

是否为室速、室颤

携用物至床旁，接通电源

患者准备

核对、解释；患者取平卧位，暴露前胸；
开放气道，吸氧

开机

连接心电监护仪，确认室速或室颤

涂抹导电胶，选择除颤方法

同步或非同步：非同步单相360J，双相200J

安放电极

负极在心尖，正极在胸骨右缘第2肋间

充电、放电

观察除颤效果

除颤完毕,整理用物

↓

洗手,记录

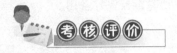 考核评价

实训五　除颤术考核标准

项目	要求	量分	得分
用物准备	除颤仪、治疗盘(导电胶 1 支或生理盐水纱布、治疗碗 1 个、纱布 2 块、弯盘)、电源插座、心电监护仪、模型人(缺一种扣 2 分)	18	
实训操作	1. 电极板涂以导电胶或垫上盐水纱布 2. 接通电源,确定非同步放电,室颤不需麻醉 3. 选择能量水平及充电 4. 按要求正确放置电极板,一块放在胸骨右缘第 2 肋间(心底部),另一块放在左腋前线第 5~6 肋间(心尖部) 5. 经再次核对监测心律,明确所有人员均未接触患者(或病床)后,按压放电按钮 6. 电击后即进行心电监测与记录 7. 进行 CPR 8. 除颤完毕,安置患者,整理用物 9. 记录 10. 评价 (以上各步,缺少一步扣 7 分) 提问注意事项(每说错一个扣 2 分)	62	
熟练程度	操作时间 15 分钟	5	
	动作轻巧、准确	5	
职业规范行为	1. 服装、鞋帽整洁	4	
	2. 仪表大方,举止端庄	3	
	3. 态度和蔼	3	

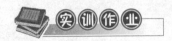 实训作业

书写实训报告。

实训五 除颤术实训报告

姓名		实训日期		学号	
班级		带教老师		评分	

老师签名:

批阅时间:

实训六 **动静脉穿刺置管术**

动静脉穿刺置管术包括的内容比较多,常见的有桡动脉穿刺置管术和中心静脉置管术(锁骨下静脉穿刺置管术、颈内静脉穿刺置管术)。

一、桡动脉穿刺置管术

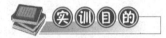

（1）掌握桡动脉穿刺置管术的适应证。

（2）能协助医生进行桡动脉穿刺置管。

（3）能对桡动脉穿刺置管术后进行护理。

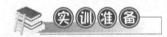

1. 学生准备

提前预习,衣帽整洁。

2. 用物准备

20G(小儿 22G、24G)静脉留置针、开皮用 18G 普通针头、肝素冲洗液(2.5～5U/ml 肝素)、测压装置(包括三通开关)、压力换能器、监测仪和模拟人等。

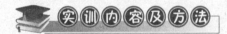

(一)适应证

（1）危重患者监测,如各类严重休克、心肺功能衰竭等。

（2）重大手术监测,如体外循环及其他心血管手术、低温麻醉、控制性降压、器官移植等。

（3）术中需要反复抽取动脉血标本做血气分析及电解质测定等。

(二)观看录像

学生观看桡动脉穿刺置管术的录像。

(三)教师示教

1. 定位

腕部桡动脉在桡侧屈腕肌腱和桡骨下端之间纵沟中,桡骨茎突上下均可摸到搏动。

2. Allen's 试验

用本法估计来自尺动脉掌浅弓的侧支分流。观察手掌转红时间,正常人为 5~7 秒,平均 3 秒,<7 秒表示循环良好,8~15 秒属可疑,>15 秒提示血供不足。>7 秒者属 Allen's 试验阳性,不宜选桡动脉穿刺。

3. 穿刺方法

穿刺方法有直接穿刺法和穿透法。

(1)直接穿刺法:摸准动脉的部位和走向,选好进针点,在局麻下(或诱导后)用 20G 留置针进行动脉穿刺。针尖指向与血流方向相反,针体与皮肤夹角根据患者胖瘦不同而异,一般为 15°~30°,对准动脉缓慢进针。当发现针芯有回血时,再向前推进 1~2mm 固定针芯,向前推送外套管后撤出针芯,这时套管尾部应向外喷血,说明穿刺成功。

(2)穿透法:进针点、进针方向和角度同直接穿刺法。当见有回血时,再向前推进 0.5cm 左右,然后撤除针芯,将套管缓慢后退。当出现喷血时停止退针,并立即将套管向前推进,送入无阻力并且喷血说明穿刺成功。

4. 电子测压方法

此法需压力装置、冲洗控制开关、压力传感器、管道及监测仪。穿刺前需将监测装置以无菌方法连接、排气,并要熟悉监测仪性能和操作程序,按步骤调节零点。穿刺成功后,将测压管与套管针连接,即可在屏幕上出现压力波形与数据。

5. 并发症

此术并发症主要有血栓形成和动脉栓塞。

(四)操作步骤

1. 穿刺体位选择

让患者(模型人)手心朝上,把腕部垫高,使腕部处于过伸位,此时可以更好地暴露穿刺点,便于穿刺成功。

2. 穿刺点选择

一般是在腕横纹下 2cm 左右寻找到桡动脉搏动最强点。左手示指、中指、环指一字排开,由轻到重地压向桡动脉,感受桡动脉的搏动感,选桡动脉搏动最强的点为穿刺点。

3. Allen's 试验

本法可估计来自尺动脉掌浅弓的侧支分流,正常时才能穿刺。

4. 麻药使用时间

应该先穿刺再给麻药,原因是在给麻药的时候,同时也让患者紧张起来,且局部皮下注射麻药也影响对桡动脉的判断,甚至导致桡动脉搏动摸不清,这样无疑会影响穿刺,同时也让患者产生恐惧心理。

5. 进针角度选择

进针角度一般为30°~45°。右手持穿刺针于搏动最强点进针,然后缓缓回撤,直到见到回血,再向前少许推送穿刺针,拔出穿刺针内芯后再缓缓回撤穿刺鞘管,见到喷血成线后缓慢推送特滑导丝,防止导丝把穿刺鞘管推出。若第一针穿刺未见回血,将穿刺针回撤至皮下,改变方向后再进针,呈扇形穿刺,每次调整角度不宜过大。若仍未成功,则应拔出穿刺针,按压2分钟后重新寻找桡动脉搏动最强点,按上述方法穿刺,一般均可成功。

6. 后续操作

穿刺成功后固定导管,进行整理和护理。

(五)注意事项

(1)喷血良好但送导丝不顺畅,原因可能是桡动脉在腕部分出数支,但均较细,或者桡动脉远端严重扭曲打折或呈螺旋形,此时不应继续推送导丝,应改穿刺股动脉。

(2)推送造影导管困难时,可用泥鳅导丝小心推送,仍不顺利者应注入造影剂查看桡动脉情况。若桡动脉近端扭曲畸形,则改穿刺股动脉,切勿强力推送,以免穿破血管。

(3)穿刺成功后所使用的导丝若不慎坠入所置鞘管内,导丝头端在鞘管里面,但未完全进入血管内,此时可先推送一根导丝至血管内,沿导丝推送球囊,动作要轻柔,防止将导丝完全推入血管内。球囊加压后将脱入血管内的导丝挤到动脉鞘管内壁上,可缓缓拔出鞘管,直到露出导丝,此时可重新植入鞘管。

(4)只见血液回流但未见明显喷血时,可能是误入表浅静脉或进入桡动脉浅表分支,此时应撤回至皮下重新进针。

(5)反复穿刺导致桡动脉痉挛时,可按压穿刺点数分钟,待搏动较明显后再次尝试进针,进针时可让患者深吸气以减轻疼痛。

(六)术后护理

1. 血栓形成、动脉栓塞的预防护理

Allen's试验阳性及动脉有病变者应避免桡动脉穿刺插管;注意无菌操作;尽量减轻动脉损伤;排尽空气;发现血块应抽出,不可注入;末梢循环不良时,应更换穿刺部位;固定好导管位置,避免移动;经常用肝素盐水冲洗;发现血栓形成和远端肢体缺血时,必须立即拔除测压导管,必要时可手术探查取出血块已挽救肢体。

2. 并发症的预防护理

(1)血栓形成:持续冲洗装置可减少栓塞的机会。

（2）局部出血和血肿形成:穿刺置管成功后局部压迫止血 3～5 分钟。

（3）感染:一般保留 3～4 天应拔除测压套管,术后发现局部有炎症表现时应及时拔除。

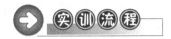

学生准备

↓ 提前预习,衣帽整洁

用物准备

↓ 静脉留置针、开皮用 18G 普通针头、肝素冲洗液、测压装置(包括三通开关)、压力换能器、监测仪和模拟人等

教师示教或看录像

↓ 桡动脉穿刺置管操作步骤:穿刺体位选择、穿刺点选择、Allen's 试验、麻药使用时间、进针角度选择、穿刺、置管、固定、术后整理

学生分组操作

↓

考核评价(根据学生操作和提问回答情况进行评价)

二、中心静脉置管术

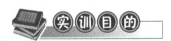

（1）掌握中心静脉穿刺置管术的适应证。

（2）能协助医生进行中心静脉穿刺置管。

（3）能对中心静脉穿刺置管术后进行护理。

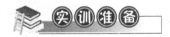

1. 学生准备

提前预习,衣帽整洁。

2. 用物准备

消毒物品、深静脉穿刺手术包、穿刺针、引导丝、扩张管、深静脉导管(单腔、双腔或三腔)、

缝合针线、肝素生理盐水(生理盐水 100ml + 肝素 6250U)、局麻药品(1% 利多卡因或 1% 普鲁卡因)、模型人等。

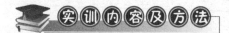

(一)适应证

(1)监测中心静脉压(CVP)。

(2)快速补液、输血或给血管活性药物。

(3)胃肠外营养。

(4)插入肺动脉导管。

(5)进行血液透析、滤过或血浆置换。

(6)使用可导致周围静脉硬化的药物。

(7)无法穿刺外周静脉以建立静脉通路。

(8)特殊用途,如心导管检查、安装心脏起搏器等。

(二)禁忌证

(1)出血倾向(禁忌行锁骨下静脉穿刺)。

(2)局部皮肤感染(选择其他深静脉穿刺部位)。

(3)胸廓畸形或有严重肺部疾患如肺气肿等,禁忌行锁骨下静脉穿刺。

(三)观看录像及教师示教

学生观看中心静脉置管术录像后教师示教,而后学生进行训练。

(四)操作步骤

1. 颈内静脉穿刺置管术

(1)患者去枕仰卧位,最好头低 15°～30°(Trendelenburg 体位),以保持静脉充盈和减少空气栓塞的危险性,头转向对侧。

(2)患者颈部皮肤消毒。术者穿无菌手术衣及手套,铺无菌单,显露胸骨上切迹、锁骨、胸锁乳突肌侧缘和下颌骨下缘,检查导管完好性和各腔通透性。

(3)确定穿刺点:中间径路定位于胸锁乳突肌胸骨头、锁骨头及锁骨形成的三角顶点。环状软骨水平定位于距锁骨上 3～4 横指以上。后侧径路定位于胸锁乳突肌锁骨头后缘、锁骨上 5cm 或颈外浅静脉与胸锁乳突肌交点的上方。

(4)确定穿刺点后,局部浸润麻醉颈动脉外侧皮肤及深部组织,用麻醉针试穿刺,确定穿刺方向及深度。

(5)左手轻柔扪及颈动脉,中间径路穿刺时针尖指向胸锁关节下后方,针体与胸锁乳突肌锁骨头内侧缘平行,针轴与额平面呈 45°~60°角,如能摸清颈动脉搏动,则按颈动脉平行方向穿刺。后侧径路穿刺时针尖对准胸骨上切迹,紧贴胸锁乳突肌腹面,针轴与矢状面及水平面呈 45°角,深度不超过 5~7cm。穿刺针进入皮肤后保持负压,直至回抽出静脉血。

(6)从注射器尾部导丝口插入引导丝(如用普通注射器,则撤去注射器,从针头处插入引导丝),将穿刺针沿引导丝拔除。可用小手术刀片与皮肤平行向外侧(以免损伤颈动脉)破皮,使之表面扩大。

(7)绷紧皮肤,沿引导丝插入扩张管,轻轻旋转扩张管扩张至颈内静脉,固定好引导丝近端,将扩张管撤出。

(8)沿引导丝插入导管(成人置管深度一般以 13~15cm 为宜),拔除引导丝,用肝素生理盐水注射器与导管各腔末端连接进行试抽。在抽出回血后,向导管内注入 2~3ml 肝素生理盐水,取下注射器,拧上肝素帽。将导管固定处与皮肤缝合固定,应用敷料覆盖。

(9)摄 X 线胸片以明确不透 X 线的导管的位置,并排除气胸。导管尖端正确位置应处于上腔静脉与右房交界处。确定导管尖端没有扭曲和未贴在上腔静脉管壁上。

2. 锁骨下静脉穿刺置管术

(1)患者去枕仰卧位,肩后垫高,最好头低 15°~30°(Trendelenburg 体位),以保持静脉充盈和减少空气栓塞的危险性,头转向对侧。

(2)患者锁骨中下部皮肤消毒。术者穿无菌手术衣及手套,铺无菌单,检查导管完好性,用肝素生理盐水冲洗各腔检查通透性并封闭。

(3)确定穿刺点:文献报道有七种穿刺径路,常用锁骨下径路。锁骨下径路穿刺点定位于锁骨中内 1/3 交界处下方 1cm 处。

(4)确定穿刺点后,局部浸润麻醉锁骨中下方皮肤及深部组织,可用麻醉针试穿刺,确定穿刺方向及深度。

(5)术者右手持针,保持穿刺针体与额平面平行,左手示指放在胸骨上凹处定向。穿刺针进入皮肤后保持负压,针尖指向内侧稍上方。确定穿刺针触及锁骨骨膜后,保持穿刺针紧贴在锁骨后,对准胸骨柄上切迹进针直至回抽出静脉血,一般进针深度为 3~5cm。

(6)置管步骤同颈内静脉置管步骤(6)~(9)。

(五)注意事项

(1)在抗凝治疗或有凝血障碍的患者中,因锁骨下出血后压迫止血困难,因此此时行锁骨下静脉穿刺置管应视为禁忌。

(2)颅内高压或充血性心力衰竭患者不应采取 Trendelenburg 体位。

(3)颈内静脉穿刺进针深度一般以不超过锁骨为度。

(4)锁骨下静脉穿刺进针过程中应保持针尖紧贴于锁骨后缘,以避免发生气胸。

(5)注意判断动静脉。插管过程中需注意回血的颜色及观察穿刺针头后针柄的乳头处是否有血液搏动。如不能判定是否误入动脉,可将穿刺抽取的血液与同时抽取的动脉血标本比较血氧饱和度或颜色。当患者吸入高浓度氧时,饱和度之间的差别通常很明显。此外,导管与压力换能器或自由流动的静脉输液袋相连后可通过压力来判定。误穿动脉则退针压迫 5 ~ 15 分钟。若系导管损伤动脉,应予加压包扎。

(6)"J"形引导丝的弯曲方向必须和预计的导管走向一致,并保证引导丝置入过程顺畅,否则会出现引导丝打折或导管异位的情况。有时可能出现血管瘪陷使引导丝不能置入的情况,可选用套管针穿刺,见到回血后先将套管顺入血管,再经套管下引导丝。

(7)置入导管时必须首先将引导丝自导管的尾端拉出,以防引导丝随导管一起被送入血管而引起严重后果。

(8)颈内或锁骨下静脉导管插入困难时,可行 Valsalva 手法(将口鼻闭住,关闭声门,强行呼气,以增加膜腔胸内压,从而减少静脉回流)以增大静脉口径。

(9)置管后各导管尾部均要回抽见血,以证实开口在血管内。

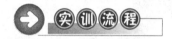

学生准备

↓ 提前预习,衣帽整洁

用物准备

消毒物品、深静脉穿刺手术包、穿刺针、引导丝、扩张管、深静脉导管(单腔、双腔或三腔)、缝合针线、肝素生理盐水、局麻药品、模型人

观看录像及教师示教

静脉穿刺置管操作步骤:穿刺体位选择、穿刺点选择、麻药、进针角度选择、穿刺、置管、固定、术后整理

学生分组操作

↓

考核评价(根据学生操作和提问回答情况进行评价)

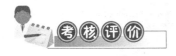考核评价

动静脉穿刺置管术考核标准

项目	要求	量分	得分
用物准备	消毒物品、深静脉穿刺手术包、穿刺针、引导丝、扩张管、深静脉导管(单腔、双腔或三腔)、缝合针线等,以及肝素生理盐水和局麻药品、模型人(缺一种扣 1 分)	10	
实训操作	1. 安置体位 2. 穿刺部位选择 3. 麻醉 4. 消毒铺单 5. 穿刺 6. 固定 7. 观察 8. 操作完毕,安置患者,整理用物 9. 记录 10. 评价 (以上各步,缺少一步扣 7 分) 提问注意事项(每说错一个扣 2 分)	70	
熟练程度	操作时间25 分钟	5	
	动作轻巧、准确	5	
职业规范行为	1. 服装、鞋帽整洁	4	
	2. 仪表大方,举止端庄	3	
	3. 态度和蔼	3	

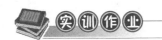实训作业

书写实训报告。

实训六　动静脉穿刺置管术实训报告

姓名		实训日期		学号	
班级		带教老师		评分	

老师签名：

批阅时间：

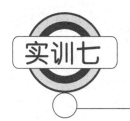

实训七　外伤止血、包扎、固定与搬运

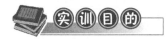

（1）掌握止血、包扎、固定与搬运的操作步骤。

（2）熟悉注意事项。

（3）能进行现场止血、包扎、固定与搬运。

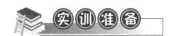

1. 学生准备

提前预习，衣帽整洁。

2. 用物准备

绷带、三角巾、无菌大敷料、无菌小辅料、动脉止血带、棉垫、保护圈、卡片 1 张、笔 1 支、乳胶手套、小夹板、束扎带、椅子、毯子、木板、担架、急救推车、模型人等。

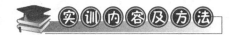

（一）外伤止血

外伤止血方法分为加压包扎止血法、指压动脉止血法、填塞止血法和止血带止血法。

1. 加压包扎止血法

此法最常用，适用于各种伤口。

2. 指压动脉止血法

此法适用于头部和四肢某些部位的大出血。方法为：用手指压迫伤口近心端动脉，将动脉压向深部的骨头,阻断血液流通。

(1)指压颞浅动脉:适用于一侧头顶、额部、颞部的外伤大出血。方法为:在伤侧耳前,一手拇指对准下颌关节压迫颞浅动脉,另一手固定头部(图7-1)。

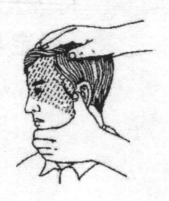

图7-1　指压颞浅动脉

(2)指压面动脉:适用于颜面部外伤大出血。方法为:用一手拇指和示指或拇指和中指分别压迫双侧下颌角前约1cm的凹陷处(图7-2),阻断面动脉血流。因为面动脉在颜面部有许多小分支相互吻合,所以必须压迫双侧。

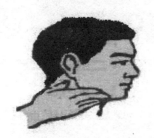

图7-2　指压面动脉

(3)指压肱动脉:适用于一侧肘关节以下部位外伤大出血。方法为:用一手拇指压迫上臂中段内侧,阻断肱动脉血流(图7-3),另一手固定手臂。

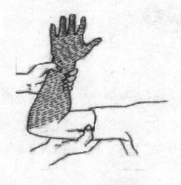

图7-3　指压肱动脉

（4）指压桡、尺动脉：适用于手部大出血。方法为：用两手拇指和示指分别压迫伤侧手腕两侧的桡动脉和尺动脉（图7-4），阻断血流。因为桡动脉和尺动脉在手掌部有广泛吻合支，所以必须同时压迫双侧。

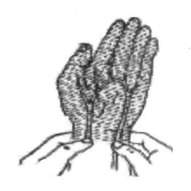

图7-4　指压桡、尺动脉

（5）指压指（趾）动脉：适用于手指（脚趾）大出血。方法为：用拇指和示指分别压迫手指（脚趾）两侧的指（趾）动脉（图7-5），阻断血流。

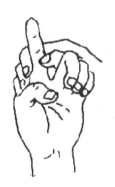

图7-5　指压左手示指动脉

（6）指压股动脉：适用于一侧下肢大出血。方法为：用双手拇指用力压迫伤肢腹股沟中点稍下方的股动脉（图7-6），阻断股动脉血流。患者应该处于坐位或卧位。

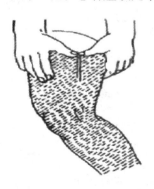

图7-6　指压右股动脉

（7）指压胫前、后动脉：适用于一侧脚的大出血。方法为：用双手拇指和示指分别压迫足背中部搏动的胫前动脉及足跟与内踝之间的胫后动脉（图7－7）。

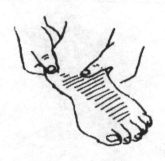

图7－7　指压右胫前、后动脉

3. 填塞止血法

此法适用于颈部和臀部等处较大而深的伤口。方法为：先用镊子夹住无菌纱布塞入伤口内，如一块纱布止不住血，可再加纱布，最后包扎固定。

注意：颅脑外伤引起的鼻、耳、眼等处出血不能用填塞止血法。

4. 止血带止血法

止血带止血法只适用于四肢大血管损伤时出血凶猛且其他止血方法不能止血时。常用的止血带有橡皮止血带（橡皮条和橡皮带）（图7－8）、气性止血带（如血压计袖带）、布制止血带，操作方法各不相同。

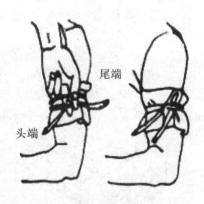

尾端

头端

图7－8　橡皮带止血法

使用止血带应注意以下问题。

（1）部位：上臂外伤大出血应扎在上臂上1/3处；前臂或手大出血应扎在上臂下1/3处，不能扎在上臂的中部，因该处神经走行贴近肱骨，易被损伤；下肢外伤大出血应扎在股骨中下1/3交界处。

（2）衬垫：使用止血带的部位应该有衬垫，否则会损伤皮肤。可扎在衣服外面，把衣服当衬垫。

（3）松紧度：应以出血停止、远端摸不到脉搏为宜。过松达不到止血目的，过紧则会损伤组织。

（4）时间：一般不应超过 5 小时，原则上每小时要放松 1 次，时间为 2～3 分钟。

（5）标记：使用止血带者应有明显标记记录，贴在前额或胸前易发现部位并写明时间。如立即送医院，必须当面向值班人员说明扎止血带时间和部位。

（二）包扎

1. 适应证及目的

固定敷料，保护创面，防止污染，止血，止痛，便于搬动。

2. 种类

包扎可分为三角巾包扎和绷带包扎。

3. 头部包扎

（1）三角巾帽式包扎：适用于头顶部外伤。方法为：先在伤口上覆盖无菌纱布（所有的伤口包扎前均先覆盖无菌纱布，以下不再重复），把三角巾底边的正中放在患者眉间上部，顶角经头顶拉到脑后枕部，将底边经耳上向后拉紧压住顶角，然后抓住两个底角在枕部交叉返回到额部中央打结（图 7－9）。

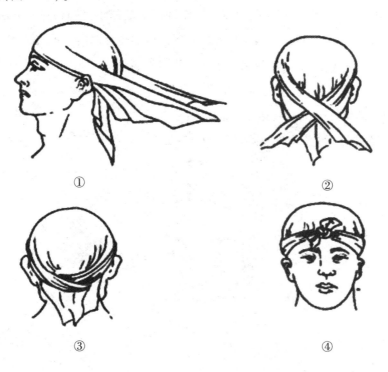

①　　　　　　　　②

③　　　　　　　　④

图 7－9　三角巾帽式包扎

（2）三角巾面具式包扎：适用于颜面部外伤。方法为：把三角巾一折二，顶角打结放在下颌正中，两手拉住底角罩住面部，然后双手持两底角拉向枕后交叉，最后在额前打结固定。可以在眼、鼻处提起三角巾，用剪刀剪洞开窗（图7－10）。

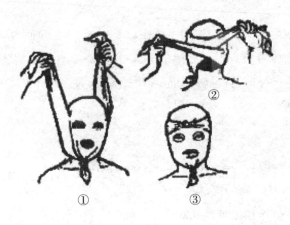

图7－10　三角巾面具式包扎

（3）三角巾双眼包扎：适用于双眼外伤。方法为：将三角巾折成三指宽带状，中段放在头后枕骨上，两旁分别从耳上拉向眼前，在双眼之间交叉，再持两端分别从耳下拉向头后枕下部打结固定。即使单眼外伤也应该双眼包扎，因为若仅包扎伤眼，健侧眼球活动必然会带动伤侧眼球活动，不利于稳定伤情。

（4）三角巾头部十字包扎：适用于下颌、耳部、前额、颞部小范围伤口。方法为：将三角巾叠成三指宽带状放于下颌敷料处，两手持带巾两底角分别经耳部向上提，长的一端绕头顶与短的一端在颞部交叉成十字，然后两端水平环绕头部经额、颞、耳上、枕部与另一端打结固定。

（5）回返包扎：用于头和断肢残端的包扎。方法为：术者将绷带做多次来回反折，助手在绷带反折时按压其反折端。第一圈从中部开始，接着各圈一左一右，直至将伤口全部包扎住，再做环形缠绕将所反折的各端包扎固定（图7－11）。

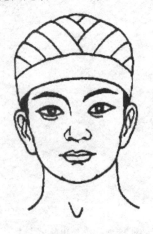

图7－11　头回返包扎

（6）弹力帽包扎固定（图7－12）。

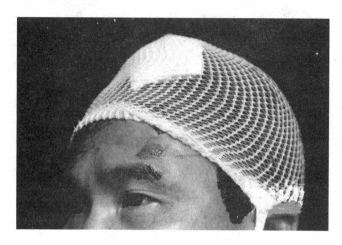

图7－12 弹力帽包扎固定

4. 颈部包扎

（1）三角巾包扎：嘱患者健侧手臂上举抱住头部，将三角巾折成带状，中段压紧覆盖的纱布，两端在健侧手臂根部打结固定。

（2）绷带包扎：方法基本与三角巾包扎相同，只是改用绷带，环绕数周再打结。

5. 躯干包扎

（1）三角巾胸部包扎：适用于一侧胸部外伤。方法为：将三角巾的顶角放于伤侧一边的肩上，使三角巾底边正中位于伤部下侧，将底边两端绕下胸部至背后打结，然后将三角巾顶角的系带穿过三角底边与其固定打结。

（2）三角巾背部包扎：适用于一侧背部外伤。方法与胸部包扎相似，只是前后相反。

（3）三角巾侧胸部包扎：适用于一侧侧胸部外伤。方法为：将燕尾式三角巾的夹角正对伤侧腋窝，双手持燕尾式底边的两端紧压在伤口的敷料上，利用顶角系带环下胸部与另一端打结，再将两个燕尾斜向上拉到对侧肩部打结。

（4）三角巾肩部包扎：适用于一侧肩部外伤。方法为：将燕尾三角巾的夹角对着伤侧颈部，巾体紧压在伤口敷料上，燕尾底部包绕上臂根部打结，然后两燕尾角分别经胸、背拉到对侧腋下打结固定。

（5）三角巾腋下包扎：适用于一侧腋下外伤。方法为：将带状三角巾中段紧压在腋下伤口敷料上，再将巾的两端向上提起，于同侧肩部交叉，最后分别经胸、背斜向对侧腋下打结固定。

（6）三角巾腹部包扎：适用于腹部外伤。方法为：双手持三角巾两底角，将三角巾底边拉直放于胸腹部交界处，顶角置于会阴部，然后两底角绕至患者腰部打结，最后顶角系带穿过会阴与底边打结固定（图7－13）。

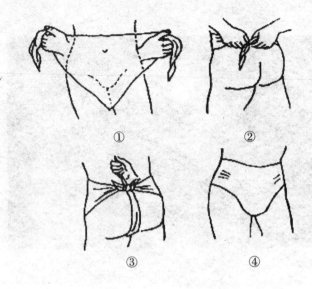

图 7-13　三角巾腹部包扎

6. 四肢包扎

（1）三角巾臀部包扎：适用于臀部外伤。方法与侧胸部外伤包扎相似，只是燕尾式三角巾夹角对着伤侧腰部紧压在伤口敷料上，利用顶角系带环伤侧大腿根部与另一端打结，再将两个燕尾斜向上拉到对侧腰部打结。

（2）绷带上肢、下肢螺旋形包扎：适用于上、下肢除关节部位以外的外伤。方法为：先在伤口敷料上用绷带环绕两圈，然后从肢体远端绕向近端，每缠一圈盖住前圈的 1/3~1/2，呈螺旋状，最后剪掉多余的绷带，用胶布固定（图 7-14）。

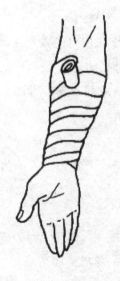

图 7-14　右上肢螺旋形包扎

（3）绷带肘、膝关节"8"字包扎：适用于肘、膝关节及附近部位外伤。方法为：先用绷带一端在伤处的敷料上环绕两圈，然后斜向经过关节，绕肢体半圈再斜向经过关节，绕向原开始点相对处，再绕半圈回到原处。这样反复缠绕，每缠绕一圈覆盖前圈的1/3～1/2，直到完全覆盖伤口（图7-15）。

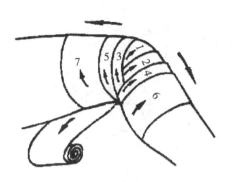

图7-15 膝关节"8"字包扎

（4）绷带蛇形包扎：多用在夹板的固定上。方法为：先将绷带环形法缠绕数周固定，然后按绷带的宽度做间隔斜上缠或下缠即成（图7-16）。

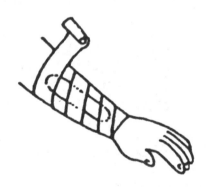

图7-16 左前臂绷带蛇形包扎

（5）绷带环形包扎：这是绷带包扎法中最基本、最常用的，一般小伤口清洁后的包扎都是用此法。它还适用于颈部、头部、腿部以及胸腹等处。方法为：第一圈环绕稍做斜状，第二圈、第三圈做环形，并将第一圈斜出的一角压于环形圈内，这样固定更牢靠些。最后用粘膏将尾固定，或将带尾剪开成两头打结（图7-17）。

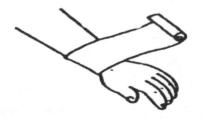

图7-17 左前臂绷带环形包扎

（6）螺旋反折包扎：适用于四肢粗细不等的部位。方法为：先将绷带缠绕患者受伤肢体处两圈固定，然后由下而上包扎肢体，每缠绕一圈折返一次。折返时按住绷带上面正中央，用另一只手将绷带向下折返，再向后绕并拉紧。每绕一圈时，遮盖前一圈绷带的2/3，露出1/3（图7－18）。注意绷带折返处应尽量避开患者伤口。

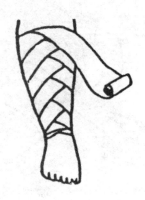

图7－18　右下肢螺旋反折包扎

（7）三角巾手部包扎：适用于手部外伤。方法为：将带状三角巾中段紧贴手心，将带状在手背交叉，两巾在两端绕至手腕交叉，最后在手腕绕一周打结固定（图7－19）。

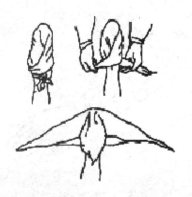

图7－19　三角巾手部包扎

（8）三角巾脚部包扎：方法与手部相似。

（三）固定

固定适用于骨折、脱位及异物。

1. 头部固定

下颌骨折固定：方法同头部十字包扎。

2. 胸部固定

（1）肋骨骨折固定：方法同胸部外伤包扎。

（2）锁骨骨折固定：将两条四指宽的带状三角巾分别环绕两个肩关节，于背后打结，再分别将三角巾的底角拉紧，在两肩过度后张的情况下在背后将底角拉紧打结（图7－20）。

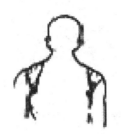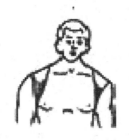

图 7 - 20　三角巾锁骨骨折固定

3. 四肢骨折固定

（1）肱骨骨折固定：用两条三角巾和一块夹板先将伤肢固定，然后用一块燕尾式三角巾中间悬吊前臂，使两底角上绕颈部后打结，最后用一条带状三角巾分别经胸、背于健侧腋下打结。

（2）肘关节骨折固定：当肘关节弯曲时，用两条带状三角巾和一块夹板将关节固定。当肘关节伸直时，可用一块夹板、一卷绷带或一块三角巾将肘关节固定。

（3）桡、尺骨骨折固定：用一块合适的夹板置于伤肢下面，用两块带状三角巾或绷带将伤肢和夹板固定，再用一块燕尾三角巾悬吊伤肢，最后用一条带状三角巾两底边分别绕胸、背于健侧腋下打结固定（图 7 - 21）。

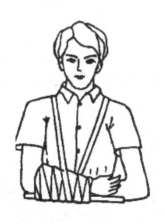

图 7 - 21　桡、尺骨骨折固定

（4）手指骨折固定：利用冰棒棍或短筷子作为小夹板，另用两片胶布做黏合固定。若无固定棒棍，可以把伤肢黏合固定在健肢上。

（5）股骨骨折固定：用一块长夹板（长度为从患者腋下至足跟）放在伤肢外侧，另用一块短夹板（长度为从会阴至足跟）放在伤肢内侧，至少用四条带状三角巾分别在腋下、腰部、大腿根部及膝部分别环绕伤肢包扎固定（图 7 - 22）。注意在关节突出部位要放软垫。若无夹板，可以用带状三角巾或绷带把伤肢固定在健侧肢体上。

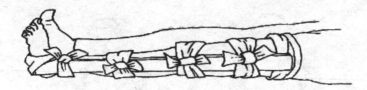

图 7-22　股骨骨折固定

（6）胫、腓骨骨折固定：与股骨骨折固定相似，只是夹板长度稍超过膝关节即可（图 7-23）。

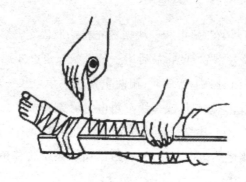

图 7-23　胫、腓骨骨折固定

4. 脊柱骨折固定

（1）颈椎骨折固定：患者仰卧，在头枕部垫一簿枕，使头颈部呈正中位，头部不要前屈或后仰，再在头的两侧各垫枕头或衣服卷，最后用一条带子通过患者额部固定头部，限制头部晃动（图 7-24）。若有专业人员使用的颈托固定，就既快又可靠。

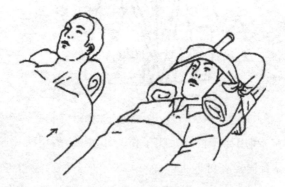

图 7-24　颈椎骨折固定

（2）胸椎、腰椎骨折固定：使患者平直仰卧在硬质木板或其他板上，在伤处垫一簿枕，使脊柱稍向上突，然后用几条带子把患者固定（图 7-25），使其不能左右转动。

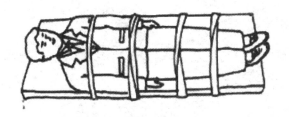

图 7 - 25　胸椎、腰椎骨折固定

5. 骨盆骨折固定

将一条带状三角巾中份放于腰骶部绕髋前至小腹部打结固定,再用另一条带状三角巾中份放于小腹正中绕髋后至腰骶部打结固定(图 7 - 26)。

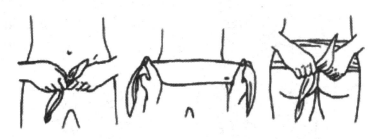

图 7 - 26　骨盆骨折固定

(四)搬运

1. 徒手搬运

徒手搬运不需要任何器材,在狭小的地方往往只能用此方法。

(1)单人背法搬运:适用于体重较轻及神志清楚患者的搬运。方法为:让患者双上肢抱住自己的颈部,其前胸紧贴自己的后背,用双手托住其大腿中部(图 7 - 27)。

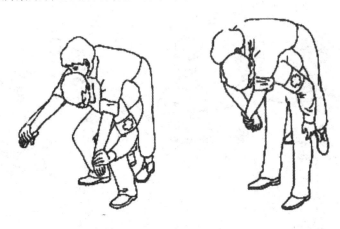

图 7 - 27　单人背法搬运

(2)单人抱法搬运:适用于体重较轻及神志不清的患者的搬运。方法为:将患者一上肢搭在自己肩上,然后一手抱其腰,另一手肘部托起大腿,手掌部托其臀部(图 7 - 28)。

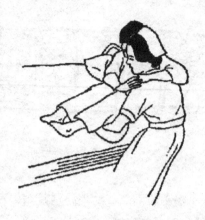

图 7-28 单人抱法搬运

（3）双人拉车式：适用于非脊柱创伤患者的搬运。方法为：一人双上肢分别托住患者的腋下，另一人托住患者的双下肢（图 7-29）。

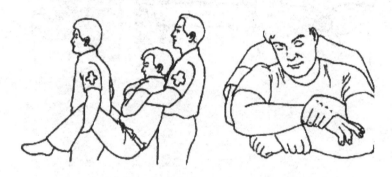

图 7-29 双人拉车式

（4）多人平托法搬运：适用于脊柱创伤患者。方法为：几个人分别托住患者的颈、胸腰、臀、腿，一起抬起，一起放下（图 7-30）。

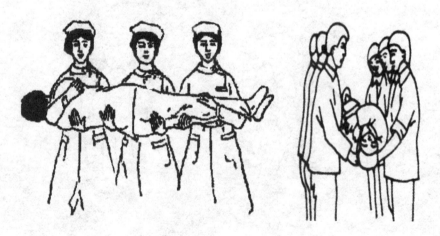

图 7-30 多人平托法搬运

2. **器材搬运**

（1）担架搬运：担架虽是搬运患者的主要工具，但因太长，一般家庭不易使用。

（2）其他器材：可用椅子、毯子、木板等进行，要注意看护患者或扎好安全带，防止翻落，上下楼梯时尽可能使患者体位接近水平并使其头部略高。

3. **搬运体位**

（1）颅脑伤者：使患者取侧卧位。若只能平卧位时，头要偏向一侧，以防止呕吐物或舌根下坠阻塞气道。

（2）胸部伤者：使患者取坐位，有利于患者呼吸。

（3）腹部伤者：使患者取半卧位，双下肢屈曲，有利于放松腹部肌肉、减轻疼痛和防止腹部内脏脱出。

（4）脊柱伤者：使患者一定要保持平卧位，应该由多人平托法搬运（颈椎骨折四人搬运法，一人固定头；胸椎、腰椎骨折三人搬运法），同时抬起，同时放下。千万不能双人拉车式或单人背抱搬运，否则会引起脊髓损伤以致造成肢体瘫痪。

4. **注意事项**

（1）勿摔伤患者：由于搬运时常需要多人，所以要避免用力先后或不均衡，较好的方法是由一人指挥或叫口令，其他人齐心协力。

（2）预防继发损伤：对骨折患者，要先固定后再搬运。

（3）防止加重病情：对呼吸困难患者，搬运时一定要使患者头部稍后仰以开放气道，不能使头部前屈而加重气道不畅。

（4）保护自身腰部：搬运体重较重患者时，会发生搬运者自身的腰部急性扭伤。科学的搬运方法是搬运者先蹲下，保持腰部挺直，使用大腿肌肉力量把患者抬起，避免弯腰使用较薄弱的腰肌直接用力。

（5）避免自身摔倒：有时搬运患者要上下楼，或要经过高低不平的道路或路滑的地方，所以一定要一步步走稳，避免自身摔倒。

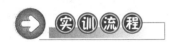

学生准备

　　提前预习，衣帽整洁

用物准备

　　绷带、三角巾、无菌大敷料、无菌小辅料、动脉止血带、棉垫、保护圈、卡片 1 张、笔 1 支、乳胶手套、小夹板、束扎带、椅子、毯子、木板、担架、急救推车、模型人

教师示教或看录像

止血、包扎、固定、搬运各种方法的操作步骤、
注意事项及基本要求

↓

学生分组操作

↓

考核评价（根据学生操作和提问回答情况进行评价）

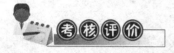

外伤止血、包扎、固定与搬运考核标准

项目	要求	量分	得分
用物准备	绷带、三角巾、无菌大敷料、无菌小辅料、动脉止血带、棉垫、保护圈、卡片1张、笔1支、乳胶手套、小夹板、束扎带、椅子、毯子、木板、担架、急救推车、模型人（缺一种扣1分）	18	
实训操作	1. 评估患者及环境 2. 判断伤情 3. 安置体位 4. 止血 5. 包扎：动作轻巧，以免增加疼痛，接触伤口面的敷料必须保持无菌，包扎要快且牢靠，松紧度要适宜，打结避开伤口和不宜压迫的部位 6. 固定：动作要轻巧，固定要牢靠，松紧要适度，皮肤与夹板之间要垫适量的软物 7. 搬运患者：与搬运物体不一样，需要结合伤情，否则会引起患者不适甚至产生危害。搬运时要能随时观察伤情，一旦病情变化，可立即抢救 8. 实训后处理 （以上各步，缺少一步扣7分） 提问注意事项（每说错一个扣2分）	62	
熟练程度	操作时间25分钟 动作轻巧、准确	5 5	
职业规范行为	1. 服装、鞋帽整洁 2. 仪表大方，举止端庄 3. 态度和蔼	4 3 3	

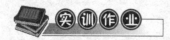

书写实训报告。

实训七 外伤止血、包扎、固定与搬运实训报告

姓名		实训日期		学号	
班级		带教老师		评分	

老师签名：

批阅时间：

实训八 **抗休克裤的应用**

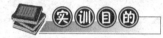

（1）掌握抗休克裤使用的适应证及禁忌证。

（2）熟悉使用抗休克裤的注意事项。

（3）能正确使用抗休克裤并进行护理。

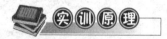

抗休克裤通过充气包绕性加压，可人为地增加血管外周阻力和心脏后负荷，使腹部和下肢的静脉池收缩，血液在短时间内转移至中枢循环系统（指人体血液循环中的肺动脉、主动脉、冠状动脉、颈动脉、脑动脉、心脏静脉、上腔静脉、下腔静脉），首先保证重要生命器官的灌注，从而升高血压，增加心输出量，将足够的血液供给心、肺、脑。

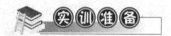

1. 学生准备

提前预习，衣帽整洁。

2. 用物准备

抗休克裤、充气管、氧气、测压表、模型人等。

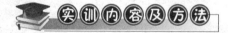

（一）适应证

（1）收缩压小于 10.7kPa（80mmHg），伴其他休克症状者。

（2）用于心脏复苏后保持重要脏器血流量。

（3）腹部内出血或腹部以下的活动性出血,急需直接加压止血的患者。

（4）骨盆骨折或下肢骨折急需固定者。

（二）方法及步骤

（1）检查抗休克裤:使用前检查抗休克裤及附件是否完好和齐全,根据患者情况选择型号。

（2）把裤套放在患者脚下铺开,打开粘扣。剪掉患者外裤,脱掉鞋袜,保留贴身内衣,清除患者和裤套之间的杂物。

（3）给患者穿上裤套,将平铺于脚下的抗休克裤逐步移至臀部,然后抬高臀部,进一步移至肋缘下,包裹左、右下肢,紧闭粘扣。最后包裹腹部,紧闭粘扣,连接压力管(图 8 – 1)。

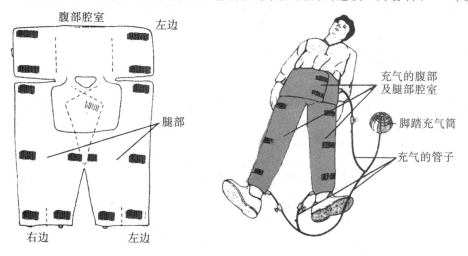

图 8 – 1　抗休克裤

（4）充气:开启活塞,用脚踏气泵充气,待达到 5.3kPa(40mmHg)后观察血压变化,再继续充气、测血压,待收缩压达到 13.3kPa(100mmHg)时停止充气,但充气压力的最大值是 13.8kPa(104mmHg)。

（5）观察计量表:应用中断阀可预防过量充气,关闭活塞。抗休克裤可保持充气状态 2 小时,如必须维持更长时间,则应在中途交替地加压或减压。

（6）对使用者的监护:具体如下。

1）严密观察患者的生命体征,每 3~5 分钟测 1 次血压、呼吸、脉搏。

2）监测抗休克裤内压力变化,严防突然消气,使血液分配改变,造成血压突然下降,病情发生不可逆变化。

3）注意观察患者双脚皮肤颜色。若呈现发绀,应查其脉搏,考虑有无其他问题。

（7）抗休克裤的排气和摘除:当病情已不需要抗休克裤时,打开腹部气活塞逐步放气,并严密观察血压、脉搏及病情变化。与此同时,通过输液途径补充血容量,以维持适当血压。

（三）禁忌证

（1）肺水肿、脑水肿、心源性休克、腹腔脏器外露患者及孕妇禁用。

（2）颅脑外伤性出血患者及胸内出血患者慎用。

（四）注意事项

（1）使用前应详细记录患者的生命体征。

（2）熟悉创伤的病因，严格掌握使用的适应证和禁忌证。

（3）操作正确、熟练，使用过程中应及时补充血容量、输血。

（4）较长时间使用时，应适当降低充气压，并不断防止和纠正酸中毒。

（5）在血压监护下缓慢放气。如血压下降5mmHg，则应停止放气，及时补充血容量。

（6）抗休克裤的充气压力部位不能超过肋弓，以防呼吸受限。

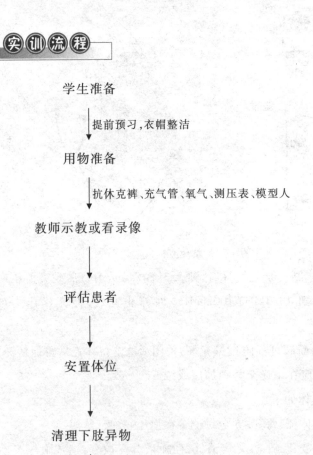

学生准备

↓ 提前预习，衣帽整洁

用物准备

↓ 抗休克裤、充气管、氧气、测压表、模型人

教师示教或看录像

↓

评估患者

↓

安置体位

↓

清理下肢异物

↓

上抗休克裤

↓

充气、观察、监护

↓

抗休克裤的排气、摘除及整理

↓

学生分组操作

↓

考核评价(根据学生操作和提问回答情况进行评价)

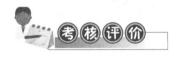

抗休克裤的应用考核标准

项目	要求	量分	得分
用物准备	抗休克裤、充气管、氧气、测压表、模型人(缺一种扣4分)	10	
实 训 操 作	1. 评估患者 2. 判断伤情 3. 安置体位 4. 清理下肢异物 5. 上抗休克裤 6. 充气、观察、监护 7. 抗休克裤的排气、摘除 8. 实训后处理 (以上各步,缺少一步扣7分) 提问注意事项(每说错一个扣2分)	70	
熟练 程度	操作时间15分钟 动作轻巧、准确	5 5	
职业规 范行为	1. 服装、鞋帽整洁 2. 仪表大方,举止端庄 3. 态度和蔼	4 3 3	

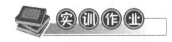

书写实训报告。

实训八　抗休克裤的应用实训报告

姓名		实训日期		学号	
班级		带教老师		评分	

老师签名：

批阅时间：

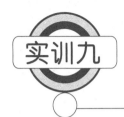

实训九　**胃管插管术**

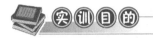

(1)掌握胃管插管术的适应证及禁忌证。

(2)熟悉胃管插管术的步骤和临床意义。

(3)能正确进行胃管插管及护理。

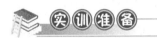

1. 学生准备

提前预习,衣帽整洁。

2. 用物准备

消毒胃管、弯盘、钳子或镊子、10ml 注射器、纱布、治疗巾、石蜡油、棉签、胶布、夹子、听诊器及模型人等。

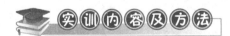

(一)插管目的

(1)经胃肠减压管引流出胃肠内容物。

(2)腹部手术术前准备。

(3)对不能经口进食的患者,从胃管灌入流质食物,保证患者摄入足够的营养、水分和药物,以利早日康复。

(二)适应证

(1)急性胃扩张。

(2)上消化道穿孔或胃肠道有梗阻。

（3）急腹症有明显胀气或较大的腹部手术前等。

（4）昏迷患者或不能经口进食者,如口腔疾患、口腔和咽喉手术后的患者。

（5）不能张口的患者,如破伤风患者。

（6）早产儿和病情危重的患者以及拒绝进食的患者。

（三）禁忌证

（1）鼻咽部有癌肿或急性炎症的患者。

（2）食管静脉曲张、上消化道出血、心力衰竭和重度高血压患者。

（3）吞食腐蚀性药物的患者。

（四）准备工作

（1）训练患者插管时的配合动作,以保证插管顺利进行。

（2）检查胃管是否通畅,长度标记是否清晰。

（3）插管前先检查鼻腔通气情况,然后选择通气顺利的一侧鼻孔插管。

（五）操作方法

（1）操作者洗手,备齐用物并携至患者床旁,核对患者,向患者及其家属解释操作目的及配合方法,戴口罩,戴手套。

（2）协助患者取半坐卧位,铺治疗巾,置弯盘于口角,清洁患者,选择通气顺利的一侧鼻孔插管。取出胃管,测量胃管插入长度。成人插入长度为 45～55cm。测量方法有两种:一是测量从前额发际至胸骨剑突的距离;二是测量由鼻尖至耳垂再到胸骨剑突的距离。

（3）用石蜡油润滑胃管前段,左手持纱布托住胃管,右手持镊子夹住胃管前段,沿选定的鼻孔插入胃管,先稍向上而后平行再向后下缓慢轻轻地插入,插入到咽喉部（14～16cm）时嘱患者做吞咽动作,当患者吞咽时顺势将胃管向前推进,直至预定长度。初步固定胃管,检查胃管是否盘曲在口中。

（4）确定胃管在胃内通常有以下三种方法。

1）抽取胃液法:这是确定胃管是否在胃内最可靠的方法。

2）听气过水声法:即将听诊器置于患者胃区,快速经胃管向胃内注入 10ml 的空气,听到气过水声。

3）将胃管末端置于盛水的治疗碗内,无气泡逸出。

（5）确认胃管在胃内后,用纱布拭去口角分泌物,撤弯盘,摘手套,用胶布将胃管固定于面颊部。将胃管末端反折,用纱布包好,撤治疗巾,用别针固定于枕旁或患者衣领处。

（6）协助患者取舒适卧位,询问患者感受,整理患者及用物。

（7）胃管的拔除:患者取右侧卧位,在脸旁放弯盘,松解固定胶布后用止血钳夹住胃管,清理鼻腔内分泌物,转动胃管,嘱患者深吸气后屏住气,右手抓住胃管,左手拿纱布块,快速将胃管拔出。左手纱布块承接胃管前端,放入弯盘中,清理鼻腔中的分泌物及胃液。安置患者体位,整理用物,将胃管和纱布块放入医用垃圾袋中,器械浸泡消毒。最后洗手,记录。

(六)注意事项

(1)插管动作要轻稳,特别是在通过食管的三个狭窄处时,以避免损伤食管黏膜。操作时强调是"咽"而不是"插"。

(2)在插管过程中,患者出现恶心时应暂停片刻,嘱患者做深呼吸以分散患者的注意力,缓解紧张,减轻胃肌收缩。如出现呛咳、呼吸困难,提示导管误入喉内,应立即拔管重插。如果插入不畅,切忌硬性插入,应检查胃管是否盘在口咽部,可将胃管拔出少许后再插入。

(3)昏迷患者插管时,应将患者头向后仰,当胃管插入会厌部约15cm时左手托起头部,使下颌靠近胸骨柄,以加大咽部通道的弧度,使管端沿后壁滑行,插至所需长度。

(七)护理要点

(1)妥善固定,防止打折,避免脱出;固定胃管应用白色橡皮胶布贴于鼻尖部,胶布应每天更换;保持胃管的通畅,防止打折;搬动或翻动患者时应防止胃管脱出或折叠、扭曲。

(2)定时冲洗胃管、抽吸胃液。

1)冲洗胃管:定时冲洗,每4小时1次。应根据胃管的型号、手术部位、手术方式等选择5ml或10ml注射器用3～5ml生理盐水冲洗胃管。注意用力不可过猛,以免损伤胃壁或吻合口,造成出血或吻合口瘘。冲洗时若有阻力,应先回抽胃液。如有胃液抽出,表示胃管通畅,可再冲洗。若抽不出胃液,冲洗阻力大,应立即通知医生及时处理。

2)胃液抽吸:定时抽吸胃液,一般每4小时1次。抽吸胃液时吸力不可过大,以免损伤胃壁,造成黏膜损伤出血。

(3)密切观察胃液的颜色、性质、量,并做好记录。

1)观察胃液的颜色、性质:胃液颜色一般为墨绿色(混有胆汁)。若颜色为鲜红色,提示胃内有出血。若颜色为咖啡色,提示胃内有陈旧性血液。当胃液出现颜色或性质的改变时,应及时通知医生给予相应处理。

2)准确记录胃液的量:若胃液量过多,应立即通知医生及时处理,避免引起水、电解质紊乱。

(4)胃管护理:具体如下。

1)每日用棉棒蘸水清洁鼻腔。

2)更换胶带时,需将脸部皮肤拭净再贴,并注意勿贴于同一皮肤部位。

3)鼻胃管外露部位需妥当安置,以免牵扯滑脱。

4)每日注意鼻胃管刻度。若有脱出,应通知医生处理。

5)每日以棉签清洁口腔;意识清楚并合作者可以牙刷清洁;鼓励患者刷牙漱口,养成良好的卫生习惯;对于生活不能自理的患者或昏迷的患者,可给予口腔护理。

6)对于意识不清或躁动不合作者,需预防胃管被拉出,必要时可将患者双手做适当的约束保护。

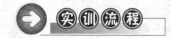

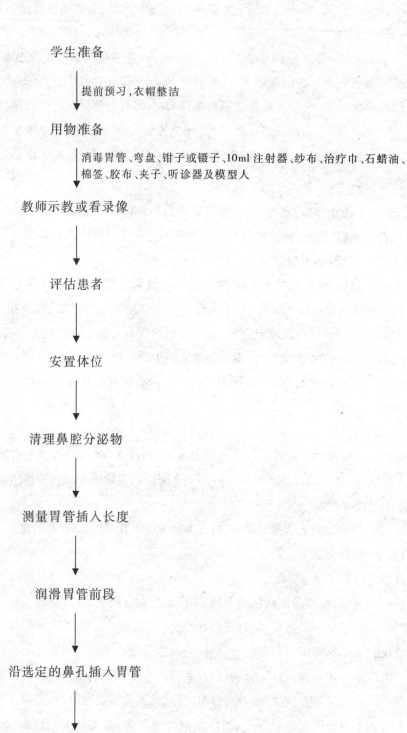

学生准备

提前预习,衣帽整洁

用物准备

消毒胃管、弯盘、钳子或镊子、10ml 注射器、纱布、治疗巾、石蜡油、
棉签、胶布、夹子、听诊器及模型人

教师示教或看录像

评估患者

安置体位

清理鼻腔分泌物

测量胃管插入长度

润滑胃管前段

沿选定的鼻孔插入胃管

确定胃管位置

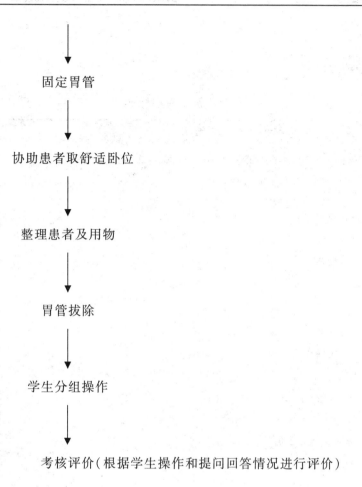

固定胃管

协助患者取舒适卧位

整理患者及用物

胃管拔除

学生分组操作

考核评价(根据学生操作和提问回答情况进行评价)

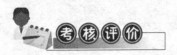

胃管插管术考核标准

项目	要求	量分	得分
用物准备	消毒胃管、弯盘、钳子或镊子、10ml 注射器、纱布、治疗巾石蜡油、棉签、胶布、夹子、听诊器及模型人(缺一种扣 1 分)	12	
实训操作	1. 评估患者 2. 判断伤情 3. 安置体位 4. 清理鼻腔异物 5. 测量胃管插入长度 6. 用石蜡油润滑胃管前段 7. 沿选定的鼻孔插入胃管 8. 确定胃管位置 9. 固定胃管 10. 协助患者取舒适卧位 11. 整理患者及用物 12. 胃管拔除 (以上各步,缺少一步扣 5 分) 提问注意事项(每说错一个扣 2 分)	68	
熟练程度	操作时间 15 分钟 动作轻巧、准确	5 5	
职业规范行为	1. 服装、鞋帽整洁 2. 仪表大方,举止端庄 3. 态度和蔼	4 3 3	

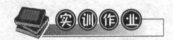

书写实训报告。

实训九　胃管插管术实训报告

姓名		实训日期		学号	
班级		带教老师		评分	

老师签名：

批阅时间：

实训十　注射器洗胃术

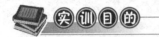

（1）掌握注射器洗胃术的适应证和禁忌证。

（2）熟悉注射器洗胃术的操作步骤。

（3）能正确独立完成注射器洗胃术。

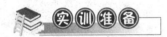

1. 学生准备

提前预习，衣帽整洁。

2. 用物准备

手消毒液、内铺清洁治疗巾的治疗盘、洗胃包（治疗碗1个、弯盘1个、镊子2把、纱布2块、治疗巾、压舌板、液状石蜡棉球）、棉签、胶布、一次性中单、手套、适合型号胃管、大号注射器（30~50ml）、听诊器、盛水桶（带刻度）2个（分别盛灌洗液和污水）、盛污物容器、模型人、常用洗胃溶液（生理盐水、温开水、2%~4%碳酸氢钠溶液、1∶5000高锰酸钾溶液等。温度为25~38℃，按需准备灌洗液于量桶中）。

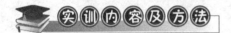

（一）适应证

注射器洗胃术适用于清除毒物。

（二）禁忌证

禁忌证包括鼻腔阻塞、上消化道大出血、食管静脉曲张、食管和贲门狭窄或梗阻、腐蚀性胃炎等。

（三）洗胃液的选择

毒物不同,洗胃液也不同,可参照表 10 - 1 选择洗胃液。

表 10 - 1　常用洗胃液

洗胃液	用途	注意事项
温开水	用于毒物不明的中毒、敌百虫中毒	避免溶液过热,防止毒物吸收
盐水	1%,用于敌百虫中毒	禁忌碱性药物
生理盐水	用于硝酸银、砷化物、DDT、六六六中毒	禁用油性泻药,防止促进溶解和吸收
活性炭	0.2%～0.5%混悬液,用于一切化学物质中毒	氰化物中毒禁用,洗胃后服蛋清水、牛奶,以保护黏膜,减轻疼痛
淀粉浆	75～80g/1000ml,用于碘剂中毒	持续洗胃至洗出液体不呈蓝色为止
高锰酸钾	0.01%～0.02%,用于巴比妥类、阿片类、士的宁、砷化物、氰化物、磷中毒等	1059、1605、3911、乐果中毒时禁用,防止氧化成毒性更强的物质
过氧化氢	3%10ml 加入 1000ml 水中,用于阿片、士的宁、氰化物、磷及高锰酸钾中毒	对黏膜有刺激性,易引起胃胀
碳酸氢钠	1%～5%,用于有机磷中毒等	敌百虫中毒禁用。敌百虫遇碱性药物可分解成毒性更强的敌敌畏
钙盐	乳酸钙 15～30g/1000ml,氯化钙 5g/1000ml,用于氯化物及草酸钙中毒	
镁剂	氯化镁或氢氧化镁 25g/1000ml,用于硫酸、阿司匹林、草酸中毒	洗胃后服蛋清水、牛奶、豆浆、米汤等保护胃黏膜
鞣酸	3%～5%,用于洋地黄、士的宁、铅及锌等金属中毒	对肝有毒性,应慎用,不应存留于胃内
硫酸铜	0.2%～0.5%,用于磷中毒	用 1% 硫酸铜洗胃后,10 分钟服 0.5%～1% 硫酸铜 10ml,然后引吐。禁忌鸡蛋、牛奶及其他油类食物
碘化钾碘化钠	1%,用于生物碱中毒	用碘剂洗胃后再用清水洗胃,防止碘在胃内存留
植物油	用于酚类中毒	彻底洗胃至无酚味为止,留少量植物油在胃中,洗胃后多次口服牛奶或蛋清水

（四）操作步骤

（1）核对患者姓名、洗胃液名称。

（2）安抚患者,调整患者取左侧卧位,昏迷患者去枕平卧后头偏向一侧。

（3）打开洗胃包，戴手套，患者颌下、胸前铺一次性中单和治疗巾，将弯盘、纱布置于患者口角旁。

（4）从鼻腔插管者清洁鼻腔（口腔插管者需检查及取下活动义齿）。

（5）测量插管长度（即从发际到剑突的距离，成人为 45～55cm，婴幼儿为 14～18cm），做好标记，润滑胃管前端。

（6）插入胃管：插管至咽部（插入 14～15cm）时，嘱患者头略低并做吞咽动作，随后迅速将胃管插入。患者神志不清时，一手将患者头抬起使其下颌靠近胸骨柄，以加大咽喉部通道，徐徐送入胃管，不可勉强用力。

（7）确定胃管在胃内后加以固定。胃管末端接注射器抽吸出胃液，遵医嘱留取毒物标本送检。

（8）洗胃：先用注射器吸净胃内容物并反折夹闭胃管，再注入洗胃溶液约 200ml 后抽吸，反复冲洗至干净。

（9）洗胃过程中密切观察患者病情、生命体征变化，注意洗胃液出入量的平衡以及洗出液的性质、颜色、气味。

（10）洗胃完毕，关闭胃管末端，揭去固定的胶布。用纱布包裹近鼻孔处的胃管，边拔边用纱布擦胃管，拔到咽喉处时嘱患者屏气并快速拔出。

（11）取走弯盘，清洁患者口、鼻、面部，取走一次性中单、治疗巾，脱手套。

（12）询问患者对操作的感受，告知注意事项。

（13）协助患者取舒适体位，整理床单元和用物。

（14）洗手。

（15）签名，记录（洗胃过程灌洗液名称、液量，以及洗出液的数量、颜色、气味）。

（五）注意事项

（1）当中毒性质不明时，应抽出胃内容物送检。洗胃液可选用温开水或等渗盐水，待毒物性质明确后再采用对抗剂洗胃。

（2）洗胃过程中如有阻碍、疼痛、流出液有较多鲜血或出现休克现象，应立即停止。洗胃过程中随时观察患者呼吸、血压、脉搏的变化，并做好详细记录。

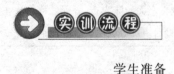
实训流程

学生准备

提前预习，衣帽整洁

用物准备

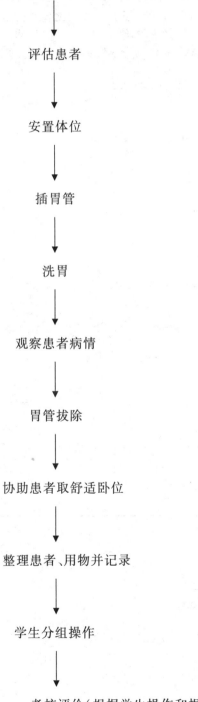

手消毒液、内铺清洁治疗巾的治疗盘、洗胃包、棉签、胶布、一次性中单、手套、适合型号胃管、大号注射器(30～50ml)、听诊器、盛水桶、模型人、常用洗胃溶液

教师示教或看录像

评估患者

安置体位

插胃管

洗胃

观察患者病情

胃管拔除

协助患者取舒适卧位

整理患者、用物并记录

学生分组操作

考核评价(根据学生操作和提问回答情况进行评价)

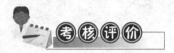

注射器洗胃术考核标准

项目	要求	量分	得分
用物准备	手消毒液、内铺清洁治疗巾的治疗盘、洗胃包、棉签、胶布、一次性中单、手套、适合型号胃管、大号注射器(30~50ml)、听诊器、盛水桶、模型人、常用洗胃溶液(缺一种扣1分)	13	
实训操作	1. 评估患者 2. 判断伤情 3. 安置体位 4. 插胃管 5. 洗胃 6. 观察患者病情 7. 拔出胃管 8. 取走弯盘 9. 清理口鼻 10. 协助患者取舒适卧位 11. 整理患者及用物 12. 洗手、记录 (以上各步,缺少一步扣5分) 提问注意事项(每说错一个扣2分)	67	
熟练程度	操作时间15分钟	5	
	动作轻巧、准确	5	
职业规范行为	1. 服装、鞋帽整洁	4	
	2. 仪表大方,举止端庄	3	
	3. 态度和蔼	3	

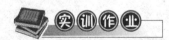

书写实训报告。

实训十　注射器洗胃术实训报告

姓名		实训日期		学号	
班级		带教老师		评分	

老师签名：

批阅时间：

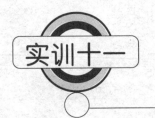

自动洗胃机洗胃术

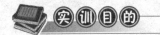

（1）掌握自动洗胃机洗胃的适应证和禁忌证。

（2）熟悉自动洗胃机洗胃的操作步骤。

（3）能独立完成自动洗胃机洗胃操作和护理。

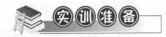

1. 学生准备

提前预习,衣帽整洁,戴口罩,洗手。

2. 用物准备

弯盘、治疗碗、胃管、注洗器、压舌板、开口器、纱块、胶布、棉签、石蜡油、橡胶单、中单、洗胃机、污水桶、手电筒、一次性手套、洗胃液(25~38℃,10~30L)、模型人等。

3. 患者准备

查对患者并给予相关解释。若有义齿,需要取下。

4. 环境准备

环境宽敞、清洁、安静。

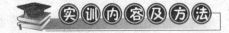

（一）适应证

自动洗胃机洗胃术适用于清除毒物,为某些检查和手术前做准备,减轻胃黏膜水肿。

（二）禁忌证

禁忌证包括鼻腔阻塞、上消化道大出血、食管静脉曲张、食管和贲门狭窄或梗阻、腐蚀性胃炎等。

(三)方法及步骤

1. 核对

核对患者姓名、年龄、住院号、诊断、医嘱,了解治疗的目的。

2. 评估

评估患者病情、意识、瞳孔、心理状态、沟通理解及合作能力。了解患者既往病史和口鼻腔黏膜及疾病,有无洗胃和插胃管禁忌证。服毒病情危重者,应首先维持呼吸、循环功能再洗胃。估计服毒者的毒物种类、性质与量及服毒时间选择洗胃液。服毒后 6 小时内洗胃最有效。

3. 向家属及患者解释

病情危急时边实施操作边向患者和(或)家属解释实施洗胃术的目的、方法、步骤、操作中可能出现的风险,教会患者合作的方法。

4. 体位

患者取坐位或半坐卧位,必要时约束不合作的患者。对于中毒者,应尽快去除污染衣物,清洁皮肤,注意保暖。

5. 自动洗胃机准备

正确连接各管道,接电源。将三根橡胶管分别和机器的注药管、胃管、污水管相接。将药管的另一端放入空桶内(管口必须在液面以下),污水管的另一端放入灌洗液桶内。

6. 插胃管

(1)围胶单、治疗巾于患者胸前。

(2)胃管检查通畅后用液状石蜡油润滑后自鼻腔或口腔插入,插管长度为 45～55cm。

(3)证实胃管在胃内后,开动自动洗胃机。

7. 洗胃

(1)调节药量流速。

(2)按"手吸"键吸出胃内物,按"自动"键冲洗。如发现堵塞,按"手冲""手吸"重复数次,直至管路通畅,再按"手吸"吸出胃内残留液体,最后按"自动"键,洗胃机继续自动洗胃,直至洗出液无味、澄清。

(3)按"停机"键。

8. 拔胃管

(1)松胶布,捏紧管口,拔出胃管。

(2)给患者漱口、洗脸。

9. 用物及床单整理

(1)帮助患者取舒适位,整理床单位。

(2)用物归位并行预处理。

10. 记录

（1）记录患者病情。服毒者记录所服毒物名称、量、服毒时间以及给予的抢救。

（2）记录洗胃液名称、量，灌洗液与洗出液的总量与性质，呕吐物的颜色、量、气味。

（3）记录洗胃过程中患者的主诉、病情变化以及洗胃效果。

（4）记录是否留取标本以及标本送检的时间。

（四）注意事项

（1）插管时动作要轻快，切勿损伤患者食管或误入气管。

（2）患者中毒物质不明时，及时抽取胃内容物送检，应用温开水或生理盐水洗胃。

（3）患者洗胃过程中若出现血性液体，立即停止洗胃。

（4）对于幽门梗阻患者，洗胃宜在饭后 4~6 小时或者空腹时进行，并记录胃内潴留量，以了解梗阻情况，供补液参考。

（5）吞服强酸、强碱等腐蚀性毒物者禁忌洗胃，以免造成胃穿孔。

（6）及时准确地记录灌注液名称、液量，以及洗胃液量、颜色、气味等。

（7）保证洗胃机性能处于备用状态。

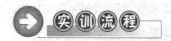

学生准备

提前预习，衣帽整洁，戴口罩，洗手

用物准备

弯盘、治疗碗、胃管、注洗器、压舌板、开口器、纱块、胶布、棉签、石蜡油、橡胶单、中单、洗胃机、污水桶、手电筒、一次性手套、洗胃液（温度 25~38℃，量 10~30L）、模型人等

教师示教或看录像

学生分组操作

考核评价（根据学生操作和提问回答情况进行评价）

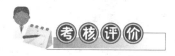

自动洗胃机洗胃术考核标准

项目	要求	量分	得分
用物准备	弯盘、治疗碗、胃管、注洗器、压舌板、开口器、纱块、胶布、棉签、石蜡油、橡胶单、中单、洗胃机、污水桶、手电筒、一次性手套等,洗胃液(温度 25～38℃,10～30ml)、模型人(缺一种扣 1 分)	18	
实训操作	1. 评估患者 2. 连接电源,打开开关 3. 准备患者,置于去枕左侧卧位,下胃管 4. 确认胃管在胃内,连接洗胃机进患者端管路 5. 将洗胃机吸水端放于清水桶内,排水管置于污物桶内 6. 按下开始键,开始洗胃 7. 洗胃完毕,于"出胃"状态关闭开始按钮 8. 断开胃管与洗胃机连接管,撤胃管,整理 (以上各步,缺少一步扣 7 分) 提问注意事项(每说错一个扣 2 分)	62	
熟练程度	操作时间 25 分钟	5	
	动作轻巧、准确	5	
职业规范行为	1. 服装、鞋帽整洁	4	
	2. 仪表大方,举止端庄	3	
	3. 态度和蔼	3	

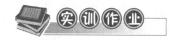

书写实训报告。

实训十一 自动洗胃机洗胃术实训报告

姓名		实训日期		学号	
班级		带教老师		评分	

老师签名:

批阅时间:

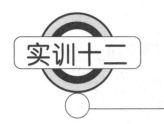

实训十二

呼吸道异物
梗阻的急救

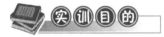

（1）掌握判断呼吸道异物的方法。

（2）熟悉排出呼吸道异物的步骤。

（3）能进行呼吸道异物排出。

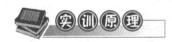

"海姆立克急救法"的原理:膈肌下软组织被突然冲击而产生向上的压力,压迫两肺下部,从而驱使肺部残留空气形成一股气流。这股带有冲击性、方向性的长驱直入于气管的气流就能将堵住气管、喉部的食物硬块等异物驱除,使人获救。

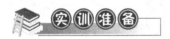

1. 学生准备

提前预习,衣帽整洁。

2. 用物准备

纱布块、模型人、椅子等。

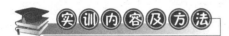

（一）适应证

（1）用于呼吸道异物的排出,主要用于呼吸道完全堵塞或严重堵塞的患者。

（2）用于抢救溺水患者,以排出其呼吸道的液体。

（二）气管异物的判断

突然发作,呼吸困难,表情痛苦,不能言语,颜面青紫,"V"字形手（图 12-1）。

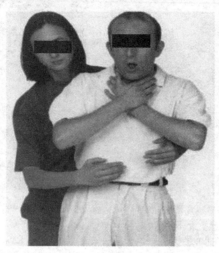

图 12-1　气管异物表现

（三）判断类型

1. 完全性梗阻

鼻腔无气体出入,易导致意识丧失。

2. 不完全性梗阻

鼻腔有气体出入。

（四）救治法

1. 清醒患者的救护

（1）部分堵塞而气体交换良好时,不进行处理,应尽量鼓励患者咳嗽,将异物排出。

（2）部分堵塞而气体交换欠佳时,施行上腹部冲击法。该法适用于成人及儿童。

（3）如患者是过于肥胖人士或孕妇,不宜使用上腹部冲击法,可施行压胸法。

（4）如患者为婴儿,应施行 5 次拍背法与 5 次压胸法交替进行。

2. 意识不清患者的救护

意识不清患者的救护方法主要有仰卧位腹部冲击法和仰卧位胸部冲击法。

（五）成人救治法

1. 自救腹部冲击法

此法适用于不完全气道梗阻,意识清醒,具有一定救护知识、技能,现场无人相助,打电话困难,不能说话报告情况的患者。

方法:自己的一手握空心拳,拳眼置于腹部脐上两横指处,另一手紧握住此拳,双手同时快速向内、向上冲击4~6次,每次冲击动作要明显分开(图12-2)。还可选择将上腹部压在坚硬物上,如桌边、椅背和栏杆处,连续向内、向上冲击5次,重复操作若干次,直到异物排出(图12-3)。

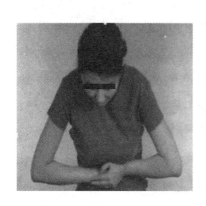

图12-2　脐上冲击

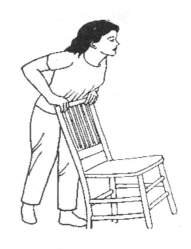

图12-3　腹部压在坚硬物上

2. 立位上腹部冲击法

此法用于意识清醒的患者,方法如下(图12-4)。

(1)救护员站在患者背后,双手环抱患者腰部,使患者弯腰并头部向前倾。

(2)救护员一手握空心拳,用拇指侧顶住患者腹部正中线、脐上方两横指处(剑突下方)。

(3)救护员另一手掌紧握在空心拳之手上。用力在患者腹部向内、向上挤压,每秒约1次,做5~6次,每次推压动作要明显分开。

(4)患者应配合救护员,低头张口,以便异物排出。

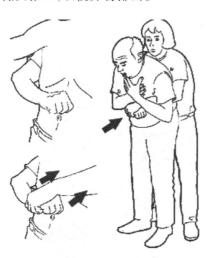

图12-4　立位上腹部冲击法

3. 仰卧位腹部冲击法

此法用于意识不清的患者,方法如下(图 12-5)。

(1)将患者置于仰卧位,救护者骑跨在患者髋部两侧。

(2)一只手的掌根置于患者腹部正中线、脐上方两横指处,不要触及剑突。另一只手直接放在第一只手背上,两手掌根重叠。

(3)两手合力快速向内、向上有节奏地冲击患者的腹部,连续 5 次。重复操作若干次。

(4)检查患者口腔,如异物被冲出,迅速用手将异物取出。然后检查呼吸、心跳。如无呼吸、心跳,应立即行 CPR。

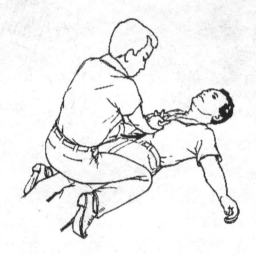

图 12-5　仰卧位腹部冲击法

4. 立位压胸法(胸部冲击法)

此法用于孕妇、肥胖及不能使用腹部冲击法的患者。手法与上腹部冲击法相同。推压位置在患者胸骨中下半部,避免压迫剑突(图 12-6)。

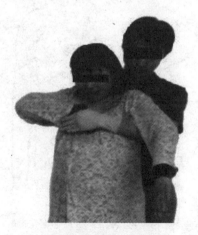

图 12-6　立位压胸法

5. 仰卧位胸部冲击法

此法用于意识不清的患者。方法:患者取仰卧位,救护者骑跨其髋部两侧,胸部冲击手的位置与胸外心脏按压部位相同。两手的掌根重叠,快速有节奏地冲击 5 次,每次冲击均间隔要清楚(图 12 - 7)。重复操作若干次,检查异物是否排出。密切观察呼吸、心跳,如呼吸、心跳停止,应立即行 CPR 。

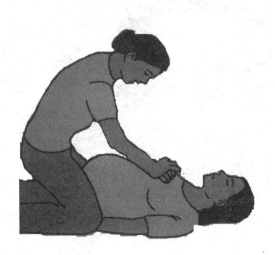

图 12 - 7　仰卧位胸部冲击法

(六)婴幼儿呼吸道异物的现场急救

1. 背部叩击法

将患儿的身体伏于救护员的前臂上,头部向下。救护员用手支撑患儿头部及颈部,使其头部轻度后仰以打开气道,然后用另一手掌掌根在患儿背部两肩胛骨之间拍击 5 次(图 12 - 8)。如异物未被排出,再施行 5 次压胸法。

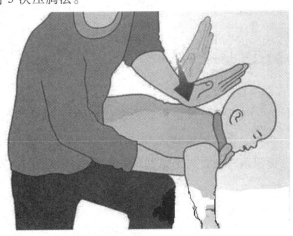

图 12 - 8　背部叩击法

2. 胸部手指猛击法

患儿取仰卧位,抱持于急救者手臂弯中,头略低于躯干。急救者用两手指按压两乳头连线与胸骨中线交界点一横指处 4~6 次(图 12-9)。必要时,可与背部叩击法交替使用,直到异物排出或患儿恢复知觉。

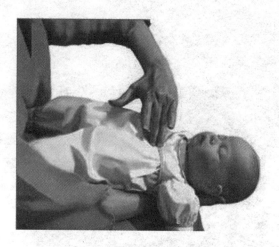

图 12-9　胸部手指猛击法

(七)操作步骤

1. 简单询问病史

初步确定异物的种类、大小以及发生呼吸道阻塞的时间等。

2. 体格检查

主要检查患者意识清楚还是昏迷,面色是否苍白等,初步确定患者的病情。

3. 估计阻塞的种类

通过观察患者是否有呼吸、咳嗽、说话,以及气体交换是否充足等,估计呼吸道是否完全阻塞。

4. 进行急救处理

利用海氏法现场急救,排出呼吸道异物。

(八)注意事项

海氏冲击法虽然有一定的效果,但也可能带来一定的危害,尤其对老年人,因其胸腹部组织的弹性及顺应性差,故容易导致损伤的发生,如腹部或胸腔内脏的破裂、撕裂,以及出血、肋骨骨折等,故发生呼吸道阻塞时应首先采用其他方法排出异物,在其他方法无效且患者情况紧急时才能使用该法。

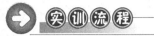

实训流程

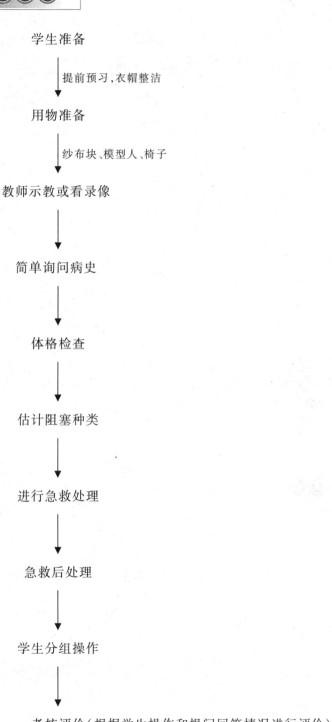

学生准备

提前预习,衣帽整洁

用物准备

纱布块、模型人、椅子

教师示教或看录像

简单询问病史

体格检查

估计阻塞种类

进行急救处理

急救后处理

学生分组操作

考核评价(根据学生操作和提问回答情况进行评价)

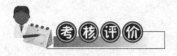

呼吸道异物梗阻的急救考核标准

项目	要求	量分	得分
用物准备	纱布块、模型人、椅子(缺一种扣2分)	6	
实训操作	1. 评估患者 2. 体格检查 3. 估计阻塞种类 4. 进行急救处理 5. 急救后安置患者,整理用物 (以上各步,缺少一步扣8分) 提问注意事项(每说错一个扣2分)	74	
熟练程度	操作时间25分钟 动作轻巧、准确	5 5	
职业规范行为	1. 服装、鞋帽整洁 2. 仪表大方,举止端庄 3. 态度和蔼	4 3 3	

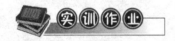

实训作业

书写实训报告。

实训十二　呼吸道异物梗阻的急救实训报告

姓名		实训日期		学号	
班级		带教老师		评分	

老师签名：

批阅时间：

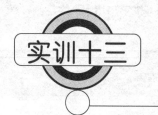

实训十三 急诊科的设置与管理

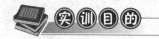

（1）掌握急诊科的任务、工作特点、流程及绿色通道。

（2）熟悉急诊科的设置、护士职责及设备管理。

（3）了解急诊科管理制度及人员管理。

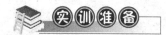

1. 学生准备

提前预习,衣帽整洁,戴口罩,洗手。

2. 用物准备

备齐各类救急仪器、各种急救设备、各种急救药品。

3. 环境准备

联系二甲医院急诊科。

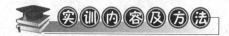

（一）实训方法

（1）联系一家二级甲等医院的急诊科,分组带学生进行见习。

（2）利用模拟医院中的急诊科进行实习。

（二）急诊科的任务

（1）各种急性病症的诊断、鉴别诊断、危险评估、处置和进一步治疗。

（2）急性心脑血管疾病的评估、急诊处置。

（3）各种创伤、多发伤患者的救治。

(4)急性中毒的评估、救治。

(5)内、外、妇产、儿、眼、耳鼻、口腔和皮肤各专科的急性病。

(6)接诊 120 急救车送来的患者。

(7)救治环境理化因素造成的疾病,如中暑等。

(8)社会行为性急诊,如性侵害。

(9)对盲流,无钱、无主、无家可归的患者,自残罪犯的救治。

(10)突发公共卫生事件紧急医疗救护服务(EMSS)和重大事件的医疗卫生保障。

(三)急诊科的工作特点

(1)时间紧迫,病情危急。

(2)随机性大,不可预测。

(3)疾病谱广,专业性强。

(4)多方协作,齐心救治。

(5)涉及面广,影响广泛。

(四)急诊科流程

(1)急诊患者按照 A(危重病)、B(重)、C(普通)分诊和分层救治。危重患者执行优先处理原则。

(2)成批患者检伤分类:①红——危重,第一优先;②黄——重;③绿——轻;④黑——死亡。

(3)急诊抢救、EICU、观察室、诊室互动。

(4)危重患者应床旁检查、化验。

(5)抢救原则:极危重患者,如重度创伤、休克等,应有抢救小组,由 2 位医师、3 位护士组成,组员各司其职,分工合作。

(五)绿色通道

绿色通道将院前急救、急诊科的初级救治和 ICU 的进一步救治紧密联系起来,组成了急救医疗服务体系(EMSS),提高了急危重症患者抢救的整体性和时效性。

(六)急诊科设置

(1)急诊科应具备与医院级别、功能和任务相适应的场所、设施、设备和药品等条件,以保障急诊救治工作及时有效开展。

(2)急诊科应设在医院内便于患者迅速到达的区域,并临近各类辅助检查部门。

(3)急诊科入口应通畅,设有无障碍通道,方便轮椅、平车出入,并设有救护车通道和专用停靠处;有条件的可分设急诊患者和救护车出入通道。

(4)急诊科应设医疗区和支持区。医疗区包括分诊处、就诊室、治疗室、处置室、抢救室和观察室,有条件的可设急诊手术室和急诊监护室。支持区包括挂号、各类辅助检查部门、药房、收费和安全保卫等部门。医疗区和支持区应合理布局,有利于缩短急诊检查和抢救半径。

(5)急诊科应有明显的路标和标识,以方便和引导患者就诊。院内紧急救治绿色通道标识应清楚明显,紧急救治相关科室的服务能够保持连续与畅通。

(6)急诊科应明亮通风,候诊区宽敞,就诊流程便捷通畅,建筑格局和设施应符合医院感染管理的要求。儿科急诊应根据儿童的特点提供适合患儿的就诊环境。

(7)急诊科抢救室应临近急诊入口,设置一定数量的抢救床,每床占地面积以 $14\sim16m^2$ 为宜。抢救室内应备有完好的急救药品、器械及处于备用状态的心肺复苏、监护等抢救设备,并应具有必要时施行紧急外科处理的功能。

(8)急诊科应根据患者流量和专业特点设置观察床,收住需要留院观察的患者。观察床数量以医院床位数 2% ~3% 为宜。患者留观时间原则上不超过 72 小时。

(9)急诊科应设有专门传呼(电话、传呼、对讲机)装置。有条件的医院可建立急诊临床信息系统,为医疗、护理、感染控制、医技、保障等部门及时提供信息。

(七)急诊科护士职责

(1)在急诊室护士长的领导下进行工作。

(2)做好患者的检诊工作,按病情决定就诊顺序,有困难时请求医师决定。

(3)急症患者来诊,应立即通知值班医师。在医师未到以前,遇有特殊危急患者,可行必要的急救处置,随即向医师报告。

(4)准备各项急救所需用品、器材、敷料,在急救过程中应迅速而准确地协助医师进行抢救工作。

(5)经常巡视观察室患者,了解患者病情、思想和饮食情况,及时完成治疗及护理工作。严密观察与记录患者的情况变化,发现异常后及时报告。

(6)认真执行各项规章制度和技术操作常规,做好查对和交接班工作。努力学习业务技术,不断提高分诊业务能力和抢救工作质量,严防差错事故发生。

(7)准备各项急救所需药品、器材、敷料。

(8)护送危重患者及手术患者到病房或手术室。

(八)设备管理

(1)定位放置:仪器设备应放在易取放的位置,且定位放置。

(2)定人保管:各抢救仪器有专人或专岗负责保管,出现异常后及时报设备科维修,确保所有仪器、设备处在完好的备用状态。

(3)定期检测、保养:具体如下。

1)除颤仪每天上午进行检测,异常时及时报修;及时充电;每周一进行清洁、保养并及时记录。

2）心电监护仪每周一进行检测、清洁、保养,异常时及时报修并记录;及时充电。

3）麻醉喉镜、简易呼吸器、吸引器每周一进行检测、清洁、保养并记录。吸引器用后及时清理储液瓶。

4）对于所有的仪器设备,设备科应定期检修、及时维修。

（4）定期消毒:所有设备的电缆、传感器和仪器的附件每次使用后需要及时消毒;吸引器头要一用一消毒;一次性吸痰管、吸引头、吸氧管、湿化液要一用一更换;每周一对血压计袖带进行清洗消毒,用后要及时清洗消毒。

（5）仪器不得随意外借,遇有特殊情况由医疗行政部门协调调配。

（6）科内定期对员工进行仪器设备的应用培训,以达到熟练掌握的目标。

（7）抢救设备使用时应严格按照操作规程进行操作。

（九）急诊科管理

（1）急诊科应当建立健全并严格遵守执行各项规章制度、岗位职责和相关诊疗技术规范、操作规程,保证医疗服务质量及医疗安全。

（2）急诊实行首诊负责制,不得以任何理由拒绝或推诿急诊患者。

（3）医院应建立制度保证相关人员及时参加急诊抢救和会诊。

（4）急诊科应根据急诊医疗工作制度与诊疗规范的要求在规定时间内完成急救诊疗工作,确保急诊救治及时。

（5）急诊实行预检分诊制,建立分诊程序及分诊原则,按症状鉴别分诊,对可能危及生命安全的患者优先救治。

1）需要心肺复苏或生命垂危患者:立即复苏和抢救。

2）急诊危重患者:应在5~10分钟内接受病情评估和急救。

3）生命体征相对稳定的急诊患者:应在30分钟至1小时内给予急诊处理。

（6）医院应制订主要常见急危重症的抢救流程和处置预案,做到急诊科抢救关键措施及相关医技等科室支持配合有章可循。

（7）急诊医护人员必须按病历书写有关规定书写急诊、留观患者的医疗文书,确保每一位急诊患者都有病历,并记录诊疗全过程和患者去向。

（8）医院应建立制度与机制保证急诊处置后需住院治疗的患者,优先及时收入病房,相关临床科室不得拒绝推诿。

（9）医院应建立制度与机制加强对急诊科的质量控制和管理。急诊科指定专(兼)职人员负责本科医疗质量和安全管理。

（10）急诊科在重大抢救时,特别是在突发公共卫生事件或群体灾害事件的重大抢救时,应按规定及时报告医院相关部门,医院根据情况启动相应的处置程序。

（11）急诊科应遵循《医院感染管理办法》及相关法律法规的要求,加强医院感染管理,严格执行标准预防及卫生规范,并对特殊感染患者进行隔离。

(12)医院及医务管理部门应指定专(兼)职人员负责急诊科管理,指挥与协调重大抢救和急诊患者分流问题。

(十)急诊科人员管理

(1)急诊科属一级临床科室,隶属于院部直接领导,业务工作由分管院长直接领导与指挥。

(2)急诊科的业务工作应无条件地接受医务科、护理部、门诊部等职能科室督导、检查、评判、协调,以及差错事故的认定和各种纠纷的裁决。

(3)急诊科医师按院部规定采取固定与轮换相结合的方式。轮换医师一般采取1年轮换制。急诊科护士采取固定制。人员的增补由分管院长和护理部决定。

(4)急诊科实行全天候24小时应诊,全体医护人员必须明确急救工作的性质、任务,且必须经过专业培训,确保能够胜任急危重症的抢救和日常诊疗工作。

(5)急诊科实行科主任负责制,主持日常业务工作、科室管理,以及重大抢救的组织、指挥与协调等事宜。护士长协助科主任搞好科室管理,并具体负责日常护理工作。

(6)全体医护人员必须以"精湛、热忱、团结、奉献"的精神为工作准则,做到身体力行。

(7)全体医护人员要时刻牢记"挽救生命、减轻病痛、明确诊断、确保安全"的基本工作任务,发扬救死扶伤的革命人道主义精神,一切工作都要突出方便、快捷、高效、优质。

(8)全体医护人员必须严守工作岗位;严格遵守院、科两级制定的各项规章制度和业务规范;严禁无故脱岗、空岗与串岗,特殊事情要严格请、销假,因故暂离要做到向有关人员说明具体去向与大致时间。

(9)遇有重大灾害性事故和突发性公共卫生事件时,要迅速向有关领导和职能部门报告,实行"全院一盘棋"的大急诊救治体系,迅速启动相关预案。

(10)凡涉及法律、刑事、纠纷的事件,在积极救治的同时必须立即向有关部门报告。

(11)要恪守文明礼仪规范,做到语言文明、举止大方,工作时间衣帽整洁、挂牌上岗。注意各工作与生活环境卫生。

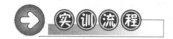

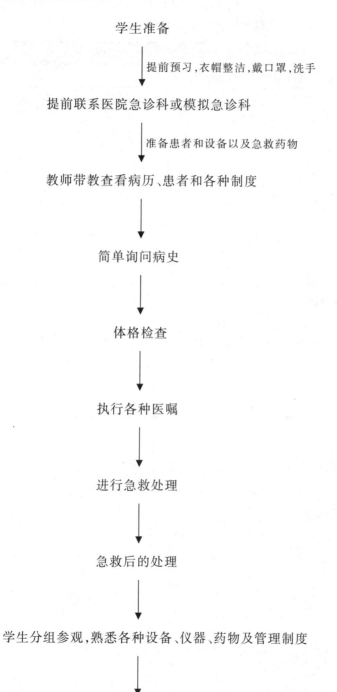

学生准备

提前预习,衣帽整洁,戴口罩,洗手

提前联系医院急诊科或模拟急诊科

准备患者和设备以及急救药物

教师带教查看病历、患者和各种制度

简单询问病史

体格检查

执行各种医嘱

进行急救处理

急救后的处理

学生分组参观,熟悉各种设备、仪器、药物及管理制度

考核评价(根据学生操作和提问回答情况进行评价)

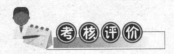

急诊科的设置与管理考核标准

项目	要求	量分	得分
用物准备	病历、各种急救仪器及设备、急救药品（缺一种扣1分）	8	
实训操作	1. 评估患者 2. 体格检查 3. 执行各种医嘱 4. 进行急救处理 5. 急救后安置患者、整理用物 6. 观看各种制度 （以上各步，缺少一步扣8分） 提问注意事项（每说错一个扣2分）	72	
熟练程度	操作时间25分钟 动作轻巧、准确	5 5	
职业规范行为	1. 服装、鞋帽整洁 2. 仪表大方，举止端庄 3. 态度和蔼	4 3 3	

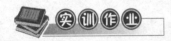

书写实训报告。

实训十三　急诊科的设置与管理实训报告

姓名		实训日期		学号	
班级		带教老师		评分	

老师签名：

批阅时间：

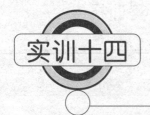

实训十四　ICU 的管理和感染控制、危重症监护技术

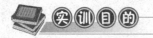

（1）掌握 ICU 感染的控制以及各种监测的正常值、监测方法及注意事项。

（2）熟悉 ICU 收入急救程序和对象、监测内容及监护分级。

（3）了解 ICU 的概念、设置和要求。

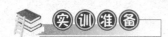

1. 学生准备

提前预习,衣帽整洁,戴口罩,洗手。

2. 用物准备

备齐各类急救仪器设备和药品。

3. 环境准备

联系二甲医院 ICU 病室。

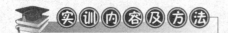

（一）实训方法

（1）联系一家二级甲等医院的急诊科,分组带学生进行见习。

（2）利用模拟医院中的急诊科进行实习。

（二）ICU 的设置

1. ICU 模式

ICU 模式主要根据医院模式和条件决定,可分为以下几种。

（1）综合 ICU：为独立的临床业务科室，收治各科的危重患者，其抢救水平代表医院的最高水平。

（2）专科 ICU：专门收治某个专科的危重患者，如心内 ICU（CCU）、新生儿 ICU（NICU）、呼吸内科 ICU（RICU）等。

（3）部分综合 ICU：为介于专科 ICU 和综合 ICU 之间，以医院内较大的一级临床科室为基础组成的 ICU，如外科 ICU、内科 ICU、麻醉科 ICU 等。

2. ICU 规模

（1）床位：一般综合性医院综合 ICU 床位数占全院总床位数的 1% ~ 2%，发达国家为 5% ~ 10%。一般以 8 ~ 12 张较为经济合算。每张面积≥20m²，以 25m² 为宜。

（2）中心监护站设置原则：位置在所有病床中央地区。

（3）人员编制：目前国内外尚无统一规定。一般综合性 ICU 要求医生与床位数之比为 (1.5 ~ 2)∶1，护士与床位数之比为 (3 ~ 4)∶1。

（三）ICU 设备

1. 常用监测设备

常用监测设备包括多功能生命体征监测仪、呼吸功能监测装置、血气分析仪、血流动力学监测设备、血氧饱和度监测仪、心电图机等。影像学设备包括床边 X 线机和超声设备。

2. 治疗设备

治疗设备包括输液泵、注射泵、呼吸机、心脏除颤仪器、临时心脏起搏器、主动脉内球囊反搏装置、血液净化装置、麻醉机等。

（四）ICU 管理

（1）护士在科主任的领导下，由护士长负责管理。

（2）护士衣着统一规范，严格控制非本室人员的出入。

（3）护士严格遵守各项规章制度及执行各项医疗护理操作常规。

（4）护士对患者实行 24 小时连续动态监测并详细记录生命体征及病情变化，急救护理措施准确、及时。

（5）各种医疗护理文件书写规范，记录完整、整洁。

（6）严格执行查对制度，杜绝差错隐患，确保患者安全。

（7）做好病房的消毒隔离及清洁卫生工作，防止院内交叉感染。

（8）仪器设备应指定专人负责管理，定期保养，处于完好备用状态。

（9）物品定位、定量、定人保管，未经护士长允许不得外借或移出 ICU。

（10）及时向家属提供确切病情并给予支持和安慰，创造条件鼓励他们亲近患者。

（五）ICU 入住流程及收治范围

1. 流程

患者入住 ICU 病房后,先了解病情。有心搏骤停者,立即进行心肺复苏。有心搏者,根据病情安置体位,测生命体征,建立静脉通道,吸氧,进行心电监护。遵医嘱使用各种急救药物。对服毒者进行催吐或洗胃。根据医生开具的各种检查单协助做各种必要的急诊辅助检查。监测病情,同时向家属交代病情,使其签署重危病通知及有创治疗签字单。如果病情有变化,及时报告医生,协助处理。

2. ICU 病房收治范围

（1）急性、可逆、已经危及生命的器官功能不全,经过 ICU 的严密监护和加强治疗短期内可能得到康复的患者。

（2）存在各种高危因素,具有潜在生命危险,经过 ICU 严密监护和有效治疗可能减少死亡风险的患者。

（3）在慢性器官功能不全的基础上出现急性加重且危及生命,经过 ICU 的严密监护和治疗可能恢复到原来状态的患者。

（4）慢性消耗性疾病终末状态、不可逆性疾病和不能从 ICU 的监护治疗中获得益处的患者一般不是 ICU 病房的收治范围。

（六）ICU 监护内容及分级

1. 内容

按照应用的顺序,监护内容依次为心率、心电图、动脉血压、体温、脉搏、动脉血氧饱和度、中心静脉压、血常规、血浆电解质、动脉血气、肝肾功能、肺毛细血管楔压、心排血量等项目。

2. 分级

（1）一级:指病情危重,多器官功能衰竭,支持治疗及监护项目累计两个器官及其以上者。

（2）二级:病重,支持治疗及监护项目累计一个器官。

（3）三级:病重,保持无创监测,仍在 ICU 观察治疗者。

（七）ICU 感染防控

（1）医院感染管理制度:由于 ICU 病房患者来源广,病情重,是感染高发区,因而 ICU 病房的感染管理与控制程度是临床医疗质量的重要体现,也直接关系到患者的安全。

1）工作区域划分规范:明确清洁区、半污染区及污染区。工作人员进入病房后按规定着装,离开病区时更换便装。

2）人员要求:ICU 医护人员应具有较强的预防感染的理念,了解和掌握感染监测的各种知识和技能,并且能自觉执行各种消毒隔离制度。

（2）医护人员进入监护病房时应衣帽整洁。

（3）在接触患者、各种技术操作前后、护理两个患者之间、处理大小便之后、进入或离开监护病房时，均应洗手。

（4）在保障有效治疗护理的前提下尽可能地控制人员流动，减少多人参加的大查房活动。

（5）空气净化及环境消毒：具体如下。

1）ICU 监护病房应符合洁净护理单元Ⅲ级标准。

2）喷雾或擦拭消毒：病房内物体表面应用 0.2% 过氧乙酸或 0.05% 有效氯消毒液进行擦拭消毒，病床、床头柜、医疗设备及门窗表面每日擦拭 1 次，地面每日擦拭 4 次。

（6）设备用物消毒：具体如下。

1）感染患者使用的器具与非感染患者使用的器具应分开处理。

2）呼吸机管路、吸氧面罩用后毁形并按医用垃圾处理。

3）一次性医疗物品如输液器、输血器、胃管、气管插管、佛雷尿管、套管针头、三通管、注射器等用后按医疗垃圾分类放入黄色垃圾袋中，由专人统一回收处理。

4）用过的治疗包、换药包及一切无菌治疗用品应及时送到供应室进行灭菌处理。

5）止血带、袖带、约束带应一人一用一消毒，先浸泡消毒清洗，后晾干备用。

6）体温表一人一用后用流动水冲净，再浸泡于 75% 乙醇溶液内，每日更换乙醇溶液 1 次，每周检测体温表 1 次。

（7）床上用品终末消毒：具体如下。

1）患者死亡、转科、出院后，床单位用消毒液擦拭，床上用品用紫外线照射消毒后送医院洗衣房清洗。

2）ICU 病房使用的清洁用具如墩布、擦布等，每天使用前后应用 0.1% 有效氯浸泡消毒，并按不同用途分开放置与使用，不得混用。

（8）微生物监测：具体如下。

1）空气微生物监测每月 1 次。应使用空气培养皿进行监测。

2）ICU 病房由专人负责感染控制管理制度的监管。各项监测结果应认真记录、存档，以备日后对感染管理情况与监测结果进行分析、小结、总结，发现问题及时解决。

3）定期或遵医嘱留取患者血、痰等进行培养，针对不同的细菌培养结果调整抗菌药物的使用和为消毒隔离措施提供依据。

（9）发现有可疑传染病患者时，消毒隔离应做到以下几点。

1）实行护理单元隔离，保持负压及良好的通气状态。

2）穿隔离衣进病室，一次一件或在病室门口正确悬挂。

3）戴双层橡胶手套。

4）正规操作，尤其在抽血、静脉输液等有创操作时。

5）单位隔离，一切物品要放在患者室内处理。分泌物、排泄物用含氯消毒剂 1000mg/L 溶液混合搅拌,浸泡20分钟后倒入杂用室的池内。针头、输液管路、敷料分别放入屋内双层医用垃圾容器内,进行焚烧处理,并注明"隔离"。被服、隔离衣放在黄色塑料袋内,双层结扎,注明"隔离"及数量。

(八)ICU 监测技术

1. 呼吸

正常成人呼吸频率为 10～20 次/分;小儿随着年龄增大,呼吸频率降低,新生儿为 40 次/分,1 岁为 25 次/分。呼吸频率的增快或减慢提示可能发生呼吸功能障碍。常见的异常呼吸类型有哮喘性呼吸、紧促式呼吸、深浅不规则呼吸、叹息式呼吸、蝉鸣性呼吸、鼾音呼吸、点头呼吸、潮式呼吸。

2. 心率

心率正常值为 60～100 次/分。其临床意义如下。

(1)判断心输出量(每搏输出量×心率):心率过高、过低都会引起心输出量降低。进行性心率减慢是心脏停搏的前奏。

(2)求算休克指数(HR/SBP):正常值为 0.5,表示血容量正常;等于 1 时,提示失血量为 20%～30%;大于 1 时,提示失血量为 30%～50%。

(3)估计心肌耗氧量(心率×收缩压):反映心肌耗氧情况,正常值 <12000。

3. 血压

血压正常值为 60～100mmHg,受收缩压和舒张压双重影响。其临床意义如下。

(1)使患者维持一种适合于具体病情的血压。

(2)使心脏做功最小,而又获得能满足机体代谢需要的心输出量。

(3)保证心、脑等重要脏器的血液灌注。

4. 中心静脉压

中心静脉压正常值为 5～12cmH_2O。其临床意义: <2～5cmH_2O,表示右心充盈不佳或血容量不足; >15～20cmH_2O,表示右心功能不良。

5. 体温

(1)正常体温:口腔舌下温度为 36.3～37.2℃;腋下温度为 36～37℃;直肠温度为 36.5～37.5℃。一般波动不超过 1℃。

(2)异常体温:可分为体温过高和体温降低两种。

1)体温过高:按发热高低(口腔温度)可分为低热(37.4～38℃)、中度发热(38.1～39℃)、高热(39.1～41℃)和超高热(41℃以上)。

2)体温降低:分为浅低温(32～35℃)、中低温(25～31.9℃)和深低温(24.9℃以下)。

6. 尿量

尿量变化是肾功能改变的最直接的指标。正常时, >40ml/h 或 1.5～2.0L/24h;多尿时,

＞2500ml/24h；少尿时，＜400ml/24h 或 ＜17ml/h；无尿时，＜100ml/24h。少尿是肾衰竭的基础诊断依据。

7. 心排血量

（1）测定方法：分为有创和无创两种。

（2）临床意义：心排血量由心率、前负荷、后负荷及心肌收缩性等因素决定。了解心泵功能并绘制心功能曲线，可判断心脏功能与前后负荷的关系，以及正确地进行心血管治疗，有助于心力衰竭和低排综合征的诊断、处理和预后估计。

8. 肝功能

主要是指肝功十一项检测。

9. 肾功能

（1）内生肌酐清除率：正常成人内生肌酐清除率平均值为 80～100ml/min。内生肌酐清除率＜80％正常值表示肾小球滤过功能已经有减退，51～70ml/min 提示轻度损伤，31～50ml/min 提示中度损伤，＜30ml/min 提示重度损伤。

（2）酚红排泄率：反映肾小管的排泄功能，属非特异性检查。其正常值受年龄的影响。15 分钟排泄量 ＜12％，2 小时排泄总量 ＜55％，且无肾外因素，提示肾功能不全；2 小时排泄总量为 40％～50％，提示轻度肾功能损害；2 小时排泄总量为 25％～39％，提示中度肾功能损害；2 小时排泄总量为 11％～24％，提示重度肾功能损害；2 小时排泄总量为 0～10％，提示极为严重的损害。

（3）尿/血渗透压比值：这是反映肾小管浓缩功能的指标。正常时，尿渗透压为 600～1000mmol/L，血渗透压为 280～310mmol/L，尿/血渗透压比值为 2.50±0.8。功能性肾衰竭时，尿渗透压大于正常值；急性肾衰竭时，尿渗透压接近血浆渗透压，两者比值 ＜1:1。

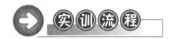

实训流程

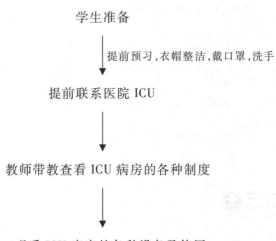

学生准备

提前预习，衣帽整洁，戴口罩，洗手

提前联系医院 ICU

教师带教查看 ICU 病房的各种制度

观看 ICU 病房的各种设备及使用

观看 ICU 病房的消毒

观看 ICU 的监测指标

学生分组参观,熟悉 ICU 各种设备、仪器、药物、检测指标、管理制度及消毒

考核评价(根据学生的实训报告和提问回答情况进行评价)

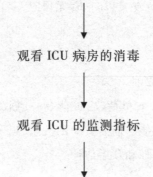

ICU 的管理和感染控制、危重症监护技术考核标准

项目	要求	量分	得分
用物准备	病历、各种急救仪器及设备、急救药品等(缺一种扣 2 分)	18	
实训内容	1. ICU 的设置 2. ICU 的设备及管理 3. ICU 入住流程及收治范围 4. ICU 监护内容及分级 5. ICU 感染防控 6. ICU 监测技术 提问相关内容、注意事项(每说错一个扣 2 分)	62	
熟悉程度	提问作答时间 25 分钟 回答流利、准确	5 5	
职业规范行为	1. 服装、鞋帽整洁 2. 仪表大方,举止端庄 3. 态度和蔼	4 3 3	

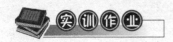

书写实训报告。

实训十四　ICU 的管理和感染控制、危重症监护技术实训报告

姓名		实训日期		学号	
班级		带教老师		评分	

老师签名：

批阅时间：